TRAUMATOLOGIA MÉDICO-LEGAL
500
Questões para Concursos

MEDICINA LEGAL

Outros livros de interesse

Albano – Biodireito – Os Avanços da Genética e Seus Efeitos Ético-jurídicos

Alves – Novo Dicionário Médico Ilustrado Inglês – Português

APM-SUS – O Que Você Precisa Saber sobre o Sistema Único de Saúde

Constantino – Bioética e Atendimento Pediátrico

Drummond – Medicina Baseada em Evidências 2ª ed.

Gottschal – Do Mito ao Pensamento Científico 2ª ed.

Hygino Hércules – Medicina Legal - Texto e Atlas

Jatene – Medicina, Saúde e Sociedade

Marcopito Santos – Um Guia para o Leitor de Artigos Científicos na Área Médica

Medronho – Epidemiologia

Novais – Como Ter Sucesso na Profissão Médica – Manual de Sobrevivência 3ª ed.

Perrotti-Garcia – Grande Dicionário Ilustrado Inglês-Português de Termos Odontológicos e de Especialidades Médicas

Protásio da Luz – Nem Só de Ciência se Faz a Cura 2ª ed.

Vincent – Internet – Guia para Profissionais da Saúde 2ª ed.

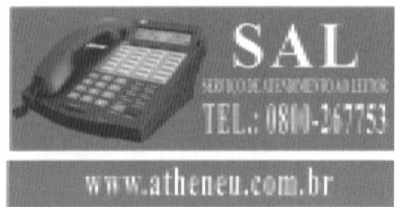

TRAUMATOLOGIA MÉDICO-LEGAL
500 Questões para Concursos

Altino Luiz Silva Therezo

Mestre em Medicina e Doutor em Patologia pela Universidade Estadual Paulista (UNESP). Professor de Patologia da Faculdade de Medicina de Marília (FAMEMA). Médico-legista da Secretaria de Segurança Pública do Estado de São Paulo (SSP). Graduando em Filosofia pela Universidade Estadual Paulista (UNESP)

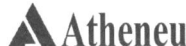

São Paulo • Rio de Janeiro • Ribeirão Preto • Belo Horizonte

EDITORA ATHENEU

São Paulo — Rua Jesuíno Pascoal, 30
Tels.: (11) 6858-8750
Fax: (11) 6858-8766
E-mail: atheneu@atheneu.com.br

Rio de Janeiro — Rua Bambina, 74
Tel.: (21) 3094-1295
Fax: (21) 3094-1284
E-mail: atheneu@atheneu.com.br

Ribeirão Preto — Rua Barão do Amazonas, 1.435
Tel.: (16) 3233-5400
Fax: (16) 3233-5402
E-mail: editoratheneu@netsite.com.br

Belo Horizonte — Rua Domingos Vieira, 319 — Conj. 1.104

PLANEJAMENTO GRÁFICO/CAPA: *Equipe Atheneu*
EDITORAÇÃO ELETRÔNICA: *Fernando Palermo*
PRODUÇÃO EDITORIAL: *Ana Paula Aquino*

Dados Internacionais de Catalogação na Publicação (CIP)
(Câmara Brasileira do Livro, SP, Brasil)

Therezo, Altino Luiz Silva
Traumatologia Médico-legal – 500 Questões para Concursos/ Altino Luiz Silva Therezo. — São Paulo: Atheneu Editora, 2008.

Bibliografia.
ISBN 978-85-7379-177-8

1. Traumatologia 2. Traumatologia médico-legal – 500 Questões para Concursos
I. Título

08-05370   CDD–617.102
NLM-WE-168

Índices para catálogo sistemático:
1. Traumatologia médico-legal: Questões: Medicina   617.102
2. Traumatologia e ortopedia: Medicina   WE-168

Therezo, A. L. S.
Traumatologia Médico-legal   500 Questões para Concursos

©*Direitos reservados à EDITORA ATHENEU — São Paulo, Rio de Janeiro, Ribeirão Preto, Belo Horizonte, 2008*

Homenagem

Ao Dr. Hideaki Kawata,
pelos relevantes serviços prestados
à Medicina Legal

Dedicatória

Ao Dr. José Sílvio Fernandes, pela oportunidade de me iniciar em Medicina Legal

Agradecimentos

Sou muito grato aos Drs. Fred Ellinger, Luís Carlos da Silva e Júlio César Zorzetto, do Núcleo Médico-Legal de Marília, que muito contribuíram com a discussão de algumas questões aqui apresentadas;

Aos Drs. José Sílvio Fernandes e Kazuto Sera, bem como a todos os auxiliares da Equipe Médico-Legal de Assis, com quem muito aprendi nesses anos de convívio;

Ao Dr. Roberto Casadei de Baptista e ao Prof. Eduardo de Carvalho, pelo esclarecimento de alguns temas bioquímicos e físicos;

Aos Drs. Milton Burlin e Orlando Martins Júnior, pelo dileto companheirismo das muitas horas de estudo;

Ao Dr. Paulo Rzezinski, Diretor-médico da Editora Atheneu, pelo estímulo e pela confiança em mim depositada;

Às Sras. Regina Helena Gregório Menita e Helena Maria da Costa Lima, assim como aos demais funcionários da Biblioteca da Faculdade de Medicina de Marília, pela orientação referencial e paciente atenção;

Ao Sr. Carlos Fernandes dos Santos e Sra. Vera Lúcia Crepaldi, pela cuidadosa digitação;

A Fábio, Carolina, Márcia e Jerônimo Galliano, que tão carinhosamente me acolheram em São Paulo, por quase seis meses, durante o Curso de Formação Técnico-Profissional em Medicina Legal;
À Marina e aos meus filhos Gustavo e Rodrigo, pela compreensão pelo apoio e entusiasmo;
Às minhas irmãs Lete e Zinha e à minha mãe, Maria, exemplos de bondade e abnegação.

Prefácio

Este livro, escrito despretensiosamente na forma de testes, surgiu de reflexões acerca de questões médico-legais, ventiladas num grupo de estudos formado por alguns colegas, desejosos de ingressar na carreira pericial, como eu mesmo já o fizera em concorrido concurso da Secretaria da Segurança Pública do Estado de São Paulo (SSP).

Nascidos desses estudos, os testes foram surgindo à medida que se sentia a necessidade de se firmarem conceitos a respeito de temas tão vastos, e às vezes polêmicos, como são aqueles relativos à Medicina Legal. Depois de uma profunda reflexão sobre a pergunta a que se desejava chegar, foi laboriosamente formulada uma resposta, em que se compararam as opiniões de diversos autores, no sentido de se extrair daí a essência fundamental do problema.

Graças à própria estrutura do teste, foi possível delimitar o tema em estudo, restringindo-o à análise de cinco ou mais alternativas, das quais somente uma (a ser assinalada) é a mais verdadeira, incluindo-se às vezes uma última, chamada "n.d.a.", que significa: nenhuma das anteriores é correta.

Apesar de se limitarem à parte traumatológica (e talvez por isso mesmo), os testes são bastante conceituais e aprofundados, havendo também alguns mais simples e de menor complexidade. Abrangem desde as alterações produzidas por fatores mecânicos até a graduação jurídica das lesões corporais, passando pelas energias físicas (temperatura, eletricidade, pressão atmosférica, radiação, luz e som), químicas (cáusticos e venenosos), físico-químicas (asfixias), biodinâmicas (choque) e mistas.

Para estimular o raciocínio e a memória, as questões foram misturadas, com assuntos dispostos ao acaso, de tal modo que não foi possível confeccionar um índice. Na tentativa de se discutir um teste da maneira mais completa possível, algumas análises, comuns a outras questões, foram necessariamente repetidas e reafirmadas.

No entanto, é recorrendo às fontes bibliográficas originais que o leitor poderá efetivamente fundamentar e ampliar os seus conhecimentos, já que este livro pretende ser apenas um estímulo ao estudo da Medicina Legal, principalmente para aqueles que pretendem se preparar para futuros concursos públicos.

Sumário

Perguntas 1

Respostas Comentadas *121*

Referências Bibliográficas *265*

PERGUNTAS

1) A lesão causada por um projétil de ponta oca será mais provavelmente:
   a) cortocontusa.
   b) perfurocontundente.
   c) perfurocortante.
   d) perfurante.
   e) n.d.a.

2) Feridas incisas localizadas no rosto denotam, provavelmente, lesões:
   a) de hesitação.
   b) de defesa.
   c) passionais.
   d) homicidas.
   e) suicidas.
   f) n.d.a.

3) A energia mista está envolvida tipicamente em situações de:
   a) envenenamento.
   b) asfixia.
   c) inanição.
   d) fadiga.
   e) n.d.a.

4) Projéteis de arma de fogo causam, classicamente, feridas:
   a) cortocontusas.
   b) perfurantes.
   c) perfurocontundentes.
   d) punctórias.
   e) n.d.a.

5) O edema traumático é caracterizado por:
   a) congestão.
   b) hemorragia.
   c) transudação plasmática.
   d) aumento da permeabilidade vascular.
   e) aumento intersticial de líquido plasmático.
   f) n.d.a.

6) **Golpes de estilete são causa de feridas mais genericamente chamadas de:**
   a) perfurantes.
   b) puntiformes.
   c) perfurocontusas.
   d) punctórias.
   e) n.d.a.

7) **As dentadas, classicamente, produzem feridas:**
   a) perfurocortantes.
   b) cortocontusas.
   c) contusas.
   d) punctórias.
   e) incisas.

8) **Punhalada é causa de ferida:**
   a) perfuroincisa.
   b) incisa.
   c) perfurante.
   d) punctória.
   e) corto-contusa.

9) **Machadada é causa de ferida:**
   a) cortante.
   b) lacerocontusa.
   c) cortocontundente.
   d) cortocontusa.
   e) contusa.

10) **Em caso de morte causada por estrangulamento com barra de ferro utilizada por presidiário, está envolvido, do ponto de vista médico-legal:**
    a) um instrumento contundente (barra de ferro).
    b) uma força física (do presidiário).
    c) um meio genericamente chamado físico-químico.
    d) a obstrução da laringe da vítima (forma passiva de ação contundente).
    e) n.d.a.

11) Em um acidente automobilístico, observou-se arrancamento de tecidos moles por múltiplas soluções de continuidade da pele, as quais muito provavelmente serão denominadas feridas:
   a) cortocontusas.
   b) perfurocontusas.
   c) perfurocortantes.
   d) cortocontundentes.
   e) n.d.a.

12) Na inanição, qual tipo de energia está envolvido?
   a) física.
   b) química.
   c) biológica.
   d) bioquímica.
   e) biofísica.

13) Nas asfixias em geral, qual tipo de energia está envolvido?
   a) física.
   b) química.
   c) físico-química.
   d) mecânica.
   e) n.d.a.

14) A faca é considerada arma:
   a) propriamente dita.
   b) eventual.
   c) inapropriada.
   d) natural.
   e) convencional.

15) Os pés são considerados armas:
   a) eventuais.
   b) ocasionais.
   c) corporais.
   d) orgânicas.
   e) n.d.a.

16) **Joelho, ponta de guarda-chuva e florete podem ser classificados, respectivamente, como instrumentos:**
   a) contundentes, perfurocontundentes e perfurantes.
   b) contundentes, contundentes e punctórios.
   c) contusos, cortocontundentes e perfurantes.
   d) cortantes, perfurocortantes e punctórios.
   e) contusos, perfurantes e perfurantes.

17) **A navalha é exemplo típico de instrumento:**
   a) cortante.
   b) perfurocortante.
   c) perfurante.
   d) cortocontundente.
   e) n.d.a.

18) **A unha é geralmente um instrumento:**
   a) perfurante.
   b) cortante.
   c) contundente.
   d) cortocontundente.
   e) n.d.a.

19) **Uma ferida causada por instrumento perfurante de médio calibre poderá ser confundida com outra, determinada, principalmente, por instrumento perfurocortante de:**
   a) um só gume, segundo a 1ª Lei de Filhos.
   b) de dois gumes, segundo a 1ª Lei de Filhos.
   c) de "n" gumes, segundo a 2ª Lei de Filhos.
   d) de um ou dois gumes, segundo a 1ª Lei de Filhos.
   e) de um ou dois gumes, segundo a 2ª Lei de Filhos.
   f) duas estão corretas.
   g) três estão corretas.
   h) n.d.a.

20) **Na serosa do estômago, um instrumento perfurante de médio calibre produzirá uma solução de continuidade alongada com o maior eixo:**

a) transversal às curvaturas gástricas.
b) longitudinal às curvaturas gástricas.
c) oblíquo às curvaturas gástricas.
d) indeterminado.
e) n.d.a.

21) **Do ponto de vista médico-legal, as rubefações (eritemas) e os edemas traumáticos:**
a) não são considerados lesões.
b) caracterizam lesão leve.
c) podem indicar lesão grave.
d) dependendo do local, levam à lesão gravíssima.
e) n.d.a.

22) **O afastamento das bordas de uma ferida incisa possui relação com:**
a) 1ª Lei de Filhos.
b) 2ª Lei de Filhos.
c) Lei de Langer.
d) linhas de força da pele.
e) n.d.a.

23) **Na serosa do estômago, um instrumento perfurocortante de médio calibre produzirá uma solução de continuidade alongada com o maior eixo:**
a) transversal às curvaturas gástricas.
b) longitudinal às curvaturas gástricas.
c) oblíquo às curvaturas gástricas.
d) indeterminado.
e) n.d.a.

24) **A guilhotina é exemplo de instrumento:**
a) cortodilacerante, que age por secção e pressão.
b) cortante, que age somente por deslizamento.
c) contundente, agindo somente por pressão.
d) contundente, agindo pela velocidade.
e) n.d.a.

25) Assinale a correta:

a) as feridas cujo formato obedecem às Leis de Langer e Filhos estão relacionadas com reação vital.
b) as Leis de Langer e Filhos aplicam-se às feridas punctórias, perfuroincisas e perfurocontusas.
c) as Leis de Langer e Filhos explicam o formato elíptico ou ovalado de certos orifícios de entrada de projéteis de arma de fogo.
d) as feridas punctórias, feitas em vida ou após a morte, obedecem às Leis de Langer e Filhos.
e) as Leis de Langer e Filhos explicam também a falta de coaptação perfeita entre as bordas de feridas incisas.

26) O arrancamento do pavilhão auricular pelos dentes se deve à ação:

a) cortante.
b) contúndente.
c) perfurante.
d) perfurocortante.
e) cortocontundente.

27) O escalpamento devido a acidentes com teares mecânicos causa uma lesão do tipo:

a) perfurocontusa.
b) lacerocontusa.
c) cortocontusa.
d) incisa.
e) contundente.

28) Os projéteis de alta energia são habitualmente originários de:

a) revólver.
b) pistola.
c) fuzil.
d) espingarda.
e) n.d.a.

29) Um cadáver apresenta, no antebraço direito, erosão da epiderme, com aspecto apergaminhado e coloração castanho-avermelhada, sem crosta. Trata-se de uma:
a) contusão vital.
b) abrasão pós-mortal.
c) escoriação vital recente.
d) impressão cutânea.
e) escoriação vital não-recente.

30) Do ponto de vista médico-legal, hemorragia e retração tecidual são importantes por indicar:
a) intensidade da ação do instrumento vulnerante.
b) possibilidade de infecção secundária.
c) lesão por instrumentos metálicos.
d) ação de instrumentos com gume.
e) ocorrência em vida.

31) Facas e punhais são diferenciados quanto à lesão que produzem:
a) pelo número de lâminas.
b) pelo número de gumes.
c) pela liga metálica.
d) pela ponta.
e) pelo cabo.

32) A máscara de Morestin, típica das sufocações indiretas, deve-se fisiopatologicamente a:
a) hemorragia.
b) edema.
c) congestão.
d) hipoxia histotóxica.
e) intoxicação de origem endógena.

33) Quando um instrumento contundente lacera a parede abdominal, arrancando uma porção da borda contramesentérica do intestino delgado, dizemos que houve, por parte do agente lesivo, uma ação médico-legal de:

a) corte.
b) penetração.
c) ruptura.
d) transfixação.
e) mutilação.
f) retalhamento.
g) n.d.a.

34) **As rupturas viscerais são causadas mais freqüentemente por ação:**
a) perfurante.
b) penetrante.
c) contundente.
d) perfurocontundente.
e) perfurocortante.
f) cortocontundente.
g) n.d.a.

35) **A empalação, como forma de suplício, é modalidade de lesão causada por instrumento:**
a) lacerante.
b) perfurante.
c) perfurocortante.
d) cortocontundente.
e) cortante.

36) **O esgorjamento é modalidade de lesão causada por instrumento:**
a) perfurocontundente.
b) perfurante.
c) perfurocortante.
d) cortocontundente.
e) cortante.
f) n.d.a.

37) **O esquartejamento é habitualmente modalidade de lesão causada por instrumento:**
a) perfurocontundente.

b) perfurante.
c) perfurocortante.
d) cortocontundente.
e) cortante.
f) n.d.a.

38) **Quando um instrumento com pelo menos um elemento perfurante entra pelo abdome atingindo a luz do íleo, podemos dizer que houve, por parte do agente lesivo, uma ação médico-legal chamada genericamente de:**
   a) corte.
   b) penetração.
   c) transfixação.
   d) mutilação.
   e) ruptura.

39) **Um instrumento contundente lacera parte da parede abdominal e atinge diretamente o fígado, arrancando-lhe um pedaço. Nessa situação, podemos dizer que houve, por parte do agente lesivo, uma ação médico-legal de:**
   a) perfuração do fígado.
   b) penetração do fígado.
   c) transfixação do fígado.
   d) mutilação do fígado.
   e) ruptura do fígado.
   f) n.d.a.

40) **Feridas cavitárias são aquelas que:**
   a) complicam-se com a formação de abscessos.
   b) terminam em hematomas.
   c) possuem a forma de cavidade.
   d) causam a abertura da pleura, do peritônio ou do pericárdio.
   e) n.d.a.

41) **A propriedade pela qual os instrumentos mecânicos entram nas cavidades corporais é mais bem denominada:**
   a) perfuração.
   b) penetração.

c) transfixação.
d) mutilação.
e) cavitação.

42) **A noção de trajeto está ligada mais apropriadamente às feridas causadas por instrumentos que possuem pelo menos um elemento:**
a) perfurante.
b) cortante.
c) contundente.
d) perfurocortante.
e) perfurocontundente.
f) cortocontundente.
g) n.d.a.

43) **O pertuito tecidual originado por instrumentos com elemento perfurante é denominado:**
a) trajetória.
b) perfuração.
c) penetração.
d) trajeto.
e) n.d.a.

44) **As queimaduras de 2º grau afetam, caracteristicamente:**
a) epiderme.
b) epiderme e derme.
c) epiderme, derme e partes moles subjacentes.
d) epiderme, derme, partes moles e ossos.
e) n.d.a.

45) **Em carbonizados, tem menos valor como sinal de reação vital:**
a) a dosagem de carboxiemoglobina.
b) a presença de halo de hiperemia ao redor das áreas de carbonização.
c) o encontro de partículas de carvão e de cinza no estômago.
d) o achado de fuligem na árvore respiratória.
e) n.d.a.

46) **Feridas perfuroincisas que atravessam um órgão são mais apropriadamente denominadas:**
   a) perfurantes.
   b) penetrantes.
   c) transfixantes.
   d) cavitárias.
   e) em fundo cego.
   f) n.d.a.

47) **A 1ª Lei de Filhos está relacionada com:**
   a) a direção de feridas produzidas por instrumentos perfurantes.
   b) a forma de feridas produzidas por instrumentos perfurantes.
   c) o sentido de feridas produzidas por instrumentos perfurantes.
   d) o número de feridas produzidas por instrumentos perfurantes.
   e) a forma de feridas produzidas por instrumentos perfurocortantes.
   f) a direção de feridas produzidas por instrumentos perfurocortantes.
   g) n.d.a.

48) **A 2ª Lei de Filhos está relacionada com:**
   a) a direção de feridas produzidas por instrumentos perfurantes.
   b) a forma de feridas produzidas por instrumentos perfurantes.
   c) o sentido de feridas produzidas por instrumentos perfurantes.
   d) o número de feridas produzidas por instrumentos perfurantes.
   e) a forma de feridas produzidas por instrumentos perfurocortantes.
   f) a direção de feridas produzidas por instrumentos perfurocortantes.
   g) n.d.a.

49) **A Lei de Langer está relacionada com:**
   a) a direção de feridas produzidas por instrumentos perfurantes.
   b) a forma de feridas produzidas por instrumentos perfurantes.
   c) o sentido de feridas produzidas por instrumentos perfurantes.
   d) o número de feridas produzidas por instrumentos perfurantes.
   e) a forma de feridas produzidas por instrumentos perfuro-cortantes.
   f) a direção de feridas produzidas por instrumentos perfuro-cortantes.
   g) n.d.a.

50) **Feridas causadas por instrumentos perfurantes de médio calibre, situadas na região dorsal, terão direção predominantemente:**
   a) sagital (longitudinal).
   b) horizontal.
   c) inclinada.
   d) indeterminada.
   e) n.d.a.

51) **Com exceção das mutilações e das deformidades, as feridas incisas pouco sangrantes, que não atingem nervos, são importantes do ponto de vista médico-legal por geralmente implicarem lesão:**
   a) leve.
   b) grave.
   c) gravíssima.
   d) duas estão corretas.
   e) n.d.a.

52) **A tendência à forma oval que alguns ferimentos de entrada causados por tiros perpendiculares disparados à distância assumem se deve a:**
   a) 1ª Lei de Filhos.
   b) 2ª Lei de Filhos.
   c) Lei de Langer.
   d) linhas de força da pele.
   e) n.d.a.

53) O encontro, no cadáver, de odor aliáceo, é sugestivo de envenenamento por:
a) arsênico.
b) cianeto.
c) fósforo.
d) estricnina.
e) n.d.a.

54) Quanto à causa jurídica das mortes causadas por instrumentos perfurocortantes, é importante analisar o abaixo assinalado, com exceção de:
a) sede das feridas.
b) número das feridas.
c) direção das feridas.
d) sentido das feridas.
e) associação com lesões de defesa.
f) associação com lesões de hesitação.
g) n.d.a.

55) A cauda de escoriação é própria das feridas causadas por instrumentos:
a) perfurocortantes.
b) cortantes.
c) cortocontusos.
d) cortocontundentes.
e) perfurantes.
f) contundentes.

56) Feridas causadas por instrumentos perfurantes de médio calibre, situadas na face anterior do pescoço, terão direção predominantemente:
a) sagital (longitudinal).
b) horizontal.
c) oblíqua.
d) indeterminada.
e) n.d.a.

57) **Quanto aos enforcamentos, é incorreto dizer que:**
   a) o tipo completo pode se tornar incompleto.
   b) a posição do nó e da alça define as formas típicas e atípicas.
   c) sulcos incompletos podem ser produzidos por nós fixos.
   d) o número de sulcos sempre corresponde ao número de voltas do laço.
   e) o peso do corpo, assim como o tempo e o grau de suspensão, possuem influência na profundidade do sulco.

58) **Instrumentos perfurocortantes de três gumes produzem feridas:**
   a) em casa de botão.
   b) quadriláteras.
   c) irregulares.
   d) triangulares.
   e) n.d.a.

59) **Para haver injúria por explosão, é necessária uma pressão mínima de:**
   a) 3 libras/polegada.
   b) 4 libras/polegada.
   c) 5 libras/polegada.
   d) 6 libras/polegada.
   e) n.d.a.

60) **No espectro equimótico de Legrand du Saulle, a cor esverdeada se estabelece do:**
   a) 7º ao 12º dia.
   b) 13º ao 21º dia.
   c) 4º ao 6º dia.
   d) até o 3º dia.
   e) do 22º dia em diante.

61) **Um golpe de cadeira produz, na pele da fronte de um indivíduo, uma solução de continuidade linear, com bordas equimosadas e fundo provido de pontes teciduais. Qual é a provável denominação para esse ferimento?**

a) cortocontuso.
b) contuso.
c) inciso.
d) perfurante.
e) n.d.a.

62) Ao se comparar a largura da lâmina de um instrumento perfurocortante de dois gumes com o comprimento da fenda cutânea feita por ela, verifica-se que este último pode ser menor quando:
a) atuar perpendicularmente.
b) agir obliquamente.
c) entrar e sair por várias vezes.
d) o comprimento da fenda vai ser sempre maior.
e) indeterminado.

63) O exame de uma ferida perfuroincisa permite a identificação:
a) específica do instrumento.
b) genérica do instrumento.
c) individual do instrumento.
d) particular do instrumento.
e) n.d.a.

64) As lesões de hesitação são geralmente feridas:
a) cortocontusas.
b) punctórias.
c) incisas.
d) perfurocortantes.
e) contusas.
f) perfurantes.
g) duas estão corretas.
h) n.d.a.

65) As feridas perfuroincisas são geralmente graves devido aos fatores a seguir, exceto:
a) levam agentes microbianos para a profundidade do corpo.
b) seccionam grandes vasos sangüíneos.

c) podem lesar importantes troncos nervosos.
d) alças intestinais podem ser atingidas.
e) a possibilidade de peritonite séptica é grande.
f) são mutilantes.

66) **As Leis de Filhos estão especificamente relacionadas com o diagnóstico diferencial das lesões causadas por instrumentos perfurantes de médio calibre e aquelas provocadas por instrumentos:**
a) perfurocortantes de dois gumes.
b) perfurantes de pequeno calibre.
c) perfurocontundentes.
d) cortocontundentes.
e) perfurocortantes de dois ou mais gumes.
f) perfurocortantes de um só gume.
g) n.d.a.

67) **A Lei de Langer está especificamente relacionada com o diagnóstico diferencial das lesões causadas por instrumentos perfurantes de médio calibre e aquelas provocadas por instrumentos:**
a) perfurocortantes de dois gumes.
b) perfurantes de pequeno calibre.
c) perfurocontundentes.
d) cortocontundentes.
e) perfurocortantes de três ou mais gumes.
f) perfurocortantes de um só gume.
g) n.d.a.

68) **Numa ferida incisa, a presença de marginação leucocitária indica idade de:**
a) menos de 12 horas.
b) 12 a 24 horas.
c) 24 a 48 horas.
d) mais de 48 horas.
e) n.d.a.

69) Numa ferida incisa, a presença de diapedese leucocitária indica idade de:
a) menos de 12 horas.
b) 12 a 24 horas.
c) 24 a 48 horas.
d) mais de 48 horas.
e) n.d.a.

70) No espectro equimótico de Legrand du Saulle, a cor amarelada se estabelece do:
a) 7º ao 12º dia.
b) 13º ao 21º dia.
c) 4º ao 6º dia.
d) até o 3º dia.
e) do 22º dia em diante.

71) A morte por ferida incisa da região anterior do pescoço pode se dar devido às seguintes causas, com exceção de:
a) anemia aguda.
b) embolia gasosa.
c) asfixia.
d) choque.
e) n.d.a.

72) As Leis de Filhos e de Langer se aplicam às lesões causadas por instrumentos:
a) perfurantes.
b) perfurocortantes.
c) cortantes.
d) perfurocontundentes.
e) cortocontundentes.

73) Qual é a modalidade de asfixia em que mais comumente se observam lesões de defesa?
a) estrangulamento.
b) enforcamento.
c) esganadura.
d) afogamento.
e) n.d.a.

74) O formato linear da ferida incisa ensejará diagnóstico diferencial com ferida contusa quando a lesão se situar:
a) na palma da mão.
b) na planta dos pés.
c) no couro cabeludo.
d) nas arcadas orbitáreas.
e) duas estão corretas.
f) n.d.a.

75) Feridas incisas do pescoço, de natureza suicida, têm geralmente as seguintes características, com exceção de:
a) oblíquas.
b) localizadas na face anterior.
c) adjacentes a lesões de hesitação.
d) profundas, até o nível da coluna vertebral.
e) com cauda de escoriação voltada para baixo.

76) Numa ferida incisa, a presença de fagocitose indica idade de:
a) menos de 12 horas.
b) 12 a 24 horas.
c) 24 a 48 horas.
d) mais de 48 horas.
e) n.d.a.

77) Numa ferida incisa, a presença de tecido de granulação plenamente desenvolvido indica idade de:
a) menos de 12 horas.
b) 12 a 24 horas.
c) 24 a 48 horas.
d) mais de 48 horas.
e) n.d.a.

78) Múltiplas feridas em casa de botão, situadas numa mesma região corporal, com direções diferentes, indicam provável produção por instrumento:
a) perfurante.
b) perfurocortante.

c) cortante.
d) perfurocontundente.
e) cortocontundente.
f) duas estão corretas.

79) **Múltiplas feridas em casa de botão, situadas numa mesma região corporal, com direções iguais, indicam provável produção por instrumento:**
a) perfurante.
b) perfurocortante.
c) cortante.
d) perfurocontundente.
e) cortocontundente.
f) duas estão corretas.

80) **Múltiplas feridas em casa de botão, situadas em diferentes regiões corporais, com direções diferentes, indicam provável produção por instrumento:**
a) perfurante.
b) perfurocortante.
c) cortante.
d) perfurocontundente.
e) cortocontundente
f) duas estão corretas.

81) **Em uma vítima previamente imobilizada, múltiplas feridas em casa de botão, situadas em diferentes regiões corporais, com direções iguais, indicam provável produção por instrumento:**
a) perfurante.
b) perfurocortante.
c) cortante.
d) perfurocontundente.
e) cortocontundente.
f) duas estão corretas.

82) No espectro equimótico de Legrand du Saulle, a cor amarelada se deve a:
   a) hemossiderina.
   b) hematoidina.
   c) hematina.
   d) hemoglobina.
   e) n.d.a.

83) Lesões de defesa em membros inferiores podem indicar crimes de provável natureza:
   a) homicida.
   b) acidental.
   c) suicida.
   d) sexual.
   e) n.d.a.

84) Autolesionismo é geralmente associado às seguintes situações, exceto:
   a) viciados em drogas.
   b) pacientes psiquiátricos.
   c) suicidas.
   d) simulações trabalhistas.
   e) n.d.a.

85) As lesões de hesitação não podem ser tipicamente vistas nas seguintes regiões, com exceção de:
   a) punho.
   b) pescoço.
   c) precórdio.
   d) face patelar do joelho.
   e) prega do cotovelo.
   f) região dorsal.

86) A idade de uma ferida incisa poderá ser mais bem avaliada:
   a) pela aparência da crosta.
   b) por microscopia da lesão.
   c) pela coloração do sangue extravasado.

d) pela cauda de escoriação.
e) n.d.a.

87) **Na produção de feridas incisas, geralmente estão envolvidos os mecanismos de:**
a) somente deslizamento.
b) somente pressão.
c) pressão e deslizamento.
d) deslizamento e atrição.
e) n.d.a.

88) **Lesões de defesa são geralmente causadas por instrumentos:**
a) perfurantes.
b) cortantes.
c) cortocontundentes.
d) cortocontusos.
e) perfurocortantes.
f) duas estão corretas.
g) três estão corretas.
h) n.d.a.

89) **As lesões de defesa são vistas mais comumente em:**
a) antebraços.
b) pés.
c) ombros.
d) dedos.
e) tórax.
f) n.d.a.

90) **Em geral, as feridas incisas são:**
a) raramente cavitárias.
b) apenas escoriativas.
c) de profundidade homogênea.
d) obtusamente anguladas.
e) n.d.a.

91) Escoriação é exemplo de lesão mais comumente causada por instrumento:
a) cortante.
b) perfurocortante.
c) contundente.
d) perfurocontundente.
e) n.d.a.

92) Lesões cutâneas causadas por ácido clorídrico têm cor caracteristicamente:
a) amarelada.
b) azulada.
c) negra.
d) esverdeada.
e) arroxeada.

93) Os agentes lesivos são principalmente classificados em:
a) físicos e químicos.
b) instrumentos e meios.
c) físicos e mecânicos.
d) energias físicas e químicas.
e) n.d.a.

94) Feridas mutilantes são comumente causadas por instrumentos:
a) cortocontundentes.
b) cortantes.
c) perfurocortantes.
d) perfurocontundentes.
e) perfurantes.
f) duas estão corretas.
g) n.d.a.

95) Feridas em retalho são mais comumente causadas por instrumentos:
a) contundentes.
b) cortantes.

c) perfurocortantes.
d) perfurocontundentes.
e) perfurantes.
f) n.d.a.

96) **As lesões de defesa são geralmente feridas:**
a) contusas.
b) cortocontusas.
c) incisas.
d) perfurocortantes.
e) perfurantes.
f) duas estão corretas.
g) três estão corretas.
h) n.d.a.

97) **As lesões de hesitação não são geralmente:**
a) paralelas.
b) incisas.
c) superficiais.
d) múltiplas.
e) distantes da lesão principal.

98) **A orla de escoriação é geralmente causada por instrumento:**
a) cortante.
b) perfurocortante.
c) contundente.
d) perfurocontundente.
e) n.d.a.

99) **Do ponto de vista médico-legal, a cauda de escoriação é importante por indicar:**
a) a idade da lesão.
b) a gravidade da lesão.
c) a direção da lesão.
d) o sentido da lesão.
e) n.d.a.

100) Com relação às feridas incisas produzidas em vida e após a morte, podemos afirmar que nas últimas:
a) as bordas são mais afastadas.
b) pode haver algum escoamento de sangue fluido.
c) raramente existem coágulos sangüíneos.
d) em pregas cutâneas, a forma não será necessariamente linear.
e) não há afluxo de neutrófilos.

101) Na mucosa do estômago, um instrumento perfurante de médio calibre produzirá uma solução de continuidade alongada com o maior eixo:
a) transversal às curvaturas gástricas.
b) longitudinal às curvaturas gástricas.
c) oblíquo às curvaturas gástricas.
d) indeterminado.
e) n.d.a.

102) Feridas causadas por instrumentos perfurantes de médio calibre, situadas ao longo dos membros, terão direção predominantemente:
a) sagital (longitudinal).
b) horizontal.
c) inclinada.
d) indeterminada.
e) n.d.a.

103) No vivo, as escoriações, as equimoses e os hematomas cutâneos são importantes do ponto de vista médico-legal por implicarem lesão, respectivamente:
a) leve, grave e gravíssima.
b) leve, grave e grave.
c) leve, leve e leve.
d) grave, grave e grave.
e) n.d.a.

104) No vivo, ferimentos perfuroincisos com penetração da cavidade abdominal são importantes do ponto de vista médico-legal, pois implicam, geralmente, lesão:
   a) leve.
   b) grave, por perigo de vida.
   c) gravíssima, por incapacidade permanente para o trabalho.
   d) gravíssima, por perda ou inutilização de função (digestiva).
   e) gravíssima, pela possibilidade de deformidade permanente (cicatrizes).
   f) n.d.a.

105) A fratura de Colles está tipicamente relacionada com:
   a) queda.
   b) trauma por arma de fogo.
   c) produção por martelo.
   d) osteoporose.
   e) n.d.a.

106) Do ponto de vista médico-legal, as fraturas são importantes, pois geralmente implicam:
   a) possibilidade de infecção.
   b) incapacidade para as ocupações habituais por mais de 30 dias.
   c) pseudo-artrose com deformidade permanente (lesão gravíssima).
   d) lesão leve.
   e) n.d.a.

107) Na rubefação (eritema traumático) ocorre:
   a) congestão.
   b) hemorragia.
   c) transudação plasmática.
   d) aumento da permeabilidade vascular.
   e) duas estão corretas.
   f) n.d.a.

108) Qual tipo de energia está envolvido no choque?
a) físico-química.
b) química.
c) bioquímica.
d) biológica.
e) n.d.a.

109) Escoriações em pinceladas estão comumente relacionadas com:
a) unhas.
b) asfalto.
c) instrumentos pontiagudos.
d) atentado violento ao pudor.
e) cascalho.
f) n.d.a.

110) Qual é a nomenclatura para equimoses em forma de grãos, próximos entre si, delimitando a área atingida pela ação traumática?
a) petéquias.
b) víbices.
c) sufusões.
d) sugilações.
e) n.d.a.

111) Qual é a nomenclatura para equimoses caracterizadas por infiltrações hemorrágicas extensas, geralmente localizadas entre a superfície cutânea e os tecidos adjacentes?
a) petéquias.
b) víbices.
c) sufusões.
d) sugilações.
e) n.d.a.

112) Qual é a provável natureza jurídica da morte provocada por lesões contusas de variadas modalidades e em diversas partes do corpo:

a) homicídio.
b) suicídio.
c) acidente de trânsito.
d) acidente de trabalho.
e) n.d.a.

113) **São exemplos de agentes contundentes ativos, exceto:**
a) chicote.
b) bengala.
c) martelo.
d) pedra.
e) piso.

114) **São prováveis exemplos de agentes contundentes passivos, exceto:**
a) poste.
b) tijolo.
c) muro.
d) árvore.
e) chão.

115) **Qual é a nomenclatura médico-legal para a projeção do corpo a partir de grandes alturas?**
a) queda.
b) queda livre.
c) precipitação.
d) duas estão corretas.
e) n.d.a.

116) **Qual é a nomenclatura médico-legal para a projeção do corpo no mesmo plano onde se encontra:**
a) queda.
b) queda livre.
c) precipitação.
d) duas estão corretas.
e) n.d.a.

117) **Defenestração é:**
   a) o defloramento de mulher virgem.
   b) o estupro de mulher não-virgem.
   c) arremessar-se ou ser arremessado pela janela.
   d) duas estão corretas.
   e) n.d.a.

118) **Com relação às escoriações, interessa considerar, sob o ponto de vista médico-legal, o abaixo enumerado, com exceção de:**
   a) sede das lesões.
   b) forma das lesões.
   c) número das lesões.
   d) aspecto das lesões.
   e) idade das lesões.
   f) presença de crosta.
   g) instrumento que as produziram.
   h) conseqüências clínicas das lesões.

119) **O aspecto apergaminhado de uma escoriação está relacionado com:**
   a) idade da lesão.
   b) causa jurídica.
   c) produção *post mortem*.
   d) tipo de instrumento.
   e) sede da escoriação.

120) **São lesões contusas, exceto:**
   a) escoriações.
   b) equimoses.
   c) hematomas.
   d) bossas sangüíneas.
   e) rubefação (eritema).
   f) edemas traumáticos.
   g) luxações.
   h) fraturas.
   i) entorses.
   j) rupturas viscerais.
   l) bossas linfáticas.
   m) n.d.a.

121) No espectro equimótico de Legrand du Saulle, a cor azulada se estabelece do:
a) 7º ao 12º dia.
b) 13º ao 21º dia.
c) 4º ao 6º dia.
d) até o 3º dia.
e) do 22º dia em diante.

122) Em lesões determinadas por projéteis com velocidade ligeiramente superior a 300 m/s, o sinal macroscópico mais inicial, importante e comum deixado pela cavidade temporária nos tecidos adjacentes, é:
a) infiltração hemorrágica.
b) dilaceração.
c) enegrecimento.
d) presença de bolhas de ar.
e) n.d.a.

123) Quando, por ação de um instrumento cortante, uma orelha se separa do corpo, dizemos mais apropriadamente que a ferida é do tipo:
a) seccionante.
b) mutilante.
c) incisa com secção completa.
d) incisa com secção incompleta.
e) n.d.a.

124) Feridas causadas por instrumentos perfurantes de médio calibre, situadas na região lombar, terão direção predominantemente:
a) sagital (longitudinal).
b) horizontal.
c) oblíqua.
d) indeterminada.
e) n.d.a.

125) A principal diferença entre ferida incisa e perfuroincisa é:

a) presença de complicações.
b) profundidade.
c) extensão.
d) gravidade.
e) duas estão corretas.
f) três estão corretas.
g) quatro estão corretas.

126) **Com relação à ação pós-mortal da fauna aquática nos afogados, assinale a falsa:**

a) em água salgada, os siris são os que mais atacam.
b) as regiões preferidas são as pálpebras, os lábios, o nariz e as orelhas.
c) as lesões têm a forma de saca-bocado, sem infiltração hemorrágica.
d) o consumo das partes faciais nunca é tão importante a ponto de impedir o reconhecimento da fisionomia.
e) em valas ou mangues, podem ser encontradas lesões produzidas por ratos.
f) em ataques de tubarão, pode ser muito difícil fazer o diagnóstico diferencial entre lesão produzida em vida ou após a morte.

127) **Nos atropelamentos ferroviários sugestivos de suicídio, é mais comum o encontro de secção:**

a) das pernas.
b) do pescoço.
c) dos antebraços.
d) dos braços.
e) n.d.a.

128) **As sucessivas alterações moleculares pelas quais passam as equimoses no espectro de Legrand du Saulle estão esboçadas em:**

a) hemoglobina, hemossiderina, hematina e hematoidina.
b) hemoglobina, hematoidina, hematina e hemossiderina.
c) hemoglobina, hematina, hematoidina e hemossiderina.
d) hematina, hemoglobina, hemossiderina e hematoidina.
e) n.d.a.

129) São modalidades de ferida geralmente incisa, exceto:
a) mutilação.
b) lesões de hesitação.
c) lesões de defesa.
d) emasculação.
e) lesões faciais (deformidades permanentes – crimes passionais).
f) autolesões.
g) n.d.a.

130) Na base do crânio, ações contundentes ântero-posteriores determinam fraturas:
a) sagitais.
b) transversais.
c) oblíquas.
d) arredondadas (em torno do forame magno).
e) indeterminadas.
f) n.d.a.

131) Na base do crânio, ações contundentes látero-laterais determinam fraturas:
a) sagitais.
b) transversais.
c) oblíquas.
d) arredondadas (em torno do forame magno).
e) indeterminadas.
f) n.d.a.

132) Na base do crânio, precipitações com impacto em pé causam fraturas:
a) sagitais.
b) transversais.
c) oblíquas.
d) arredondadas (em torno do forame magno).
e) indeterminadas.
f) n.d.a.

133) A paralisia isquêmica de Volkmann é geralmente causa de lesão:
a) leve.
b) grave.
c) gravíssima.
d) indeterminada.
e) n.d.a.

134) As precipitações em pé causam geralmente fratura da base do crânio do tipo:
a) direto.
b) indireto.
c) simples.
d) completo.
e) incompleto.
f) aberto.
g) n.d.a.

135) O intervalo lúcido é visto tipicamente em:
a) hematomas subdurais.
b) hematomas epidurais.
c) hemorragia subaracnóide.
d) hemorragia intracerebral.
e) hemorragias intraventriculares.
f) n.d.a.

136) Qual é a melhor denominação para lesão contusa localizada no braço, caracterizada por acúmulo de sangue em uma cavidade, produzindo ao tato uma sensação de flutuação, sem abaulamento significativo:
a) equimose.
b) bossa sangüínea.
c) bossa linfática.
d) hematoma.
e) sufusão.
f) víbices.
g) petéquias.
h) sugilação.

137) Qual é a melhor denominação para lesão contusa caracterizada por hemorragia com saliência significativa do couro cabeludo:

   a) equimose.
   b) bossa sangüínea.
   c) bossa linfática.
   d) hematoma.
   e) sufusão.
   f) víbices.
   g) púrpura.
   h) n.d.a.

138) Qual é a melhor denominação para lesão contusa causada por ação tangencial de ampla superfície (atropelamento), que, animada por movimento de rotação, forma bolsas com líquido claro?

   a) equimose.
   b) bossa sangüínea.
   c) bossa linfática.
   d) hematoma.
   e) sufusão.
   f) víbices.
   g) púrpura.
   h) n.d.a.

139) Com relação às feridas contusas, assinale a falsa:

   a) podem ser produzidas *post mortem*.
   b) seus ângulos são geralmente obtusos.
   c) vasos, nervos e tendões podem estar íntegros no fundo da lesão.
   d) algumas delas podem ser lineares.
   e) podem ser profusamente hemorrágicas, principalmente quando forem lacerantes.
   f) são geralmente homicidas ou acidentais.
   g) todas estão corretas.

140) Feridas contusas com forma linear geralmente se assestam na pele de:
a) arcadas orbitárias.
b) crista tibial.
c) crânio.
d) duas estão corretas.
e) três estão corretas.
f) n.d.a.

141) Feridas contusas produzidas por arrebentamento geralmente se assestam em pele de:
a) tórax.
b) abdome.
c) couro cabeludo.
d) coxas.
e) braços.
f) n.d.a.

142) As precipitações com membros inferiores como região de impacto sugerem como causa jurídica:
a) homicídio.
b) suicídio.
c) acidente.
d) indeterminado.
e) n.d.a.

143) A queda de um corpo bem próximo do local da precipitação sugere como causa jurídica:
a) homicídio.
b) suicídio.
c) acidente.
d) indeterminado.
e) n.d.a.

144) A fratura craniana em saco de nozes é tipicamente causada por:
a) atropelamento.
b) acidente de trânsito (condutor).

c) martelada.
d) cinto de segurança do tipo pélvico.
e) precipitação.

145) **As queimaduras de 3º grau afetam caracteristicamente:**
a) epiderme.
b) epiderme e derme.
c) epiderme, derme e partes moles subjacentes.
d) epiderme, derme, partes moles e ossos.
e) n.d.a.

146) **No atropelamento, as lesões causadas pelo impacto do veículo se traduzem mais comumente por:**
a) fraturas cranianas.
b) lesões-padrão.
c) fratura das pernas.
d) escoriações de arrasto.
e) roturas viscerais.

147) **As lesões-padrão são causadas por:**
a) precipitação.
b) atropelamento.
c) marteladas.
d) cinto-de-segurança.
e) explosões.
f) n.d.a.

148) **As lesões por arrastão se verificam nas regiões abaixo enumeradas, com exceção de:**
a) escapulares.
b) joelhos.
c) lombares.
d) face.
e) abdominais.

149) Com relação às roturas viscerais, a teoria da pressão hidráulica se aplica mais ao:
a) fígado.
b) baço.
c) rins.
d) pulmões.
e) estômago.

150) Feridas causadas por instrumentos perfurantes de médio calibre, situadas na região abdominal, terão direção predominantemente:
a) sagital (longitudinal).
b) horizontal.
c) oblíqua.
d) indeterminada.
e) n.d.a.

151) Lesões dos joelhos, da perna e da coluna cervical são vistas mais tipicamente com cinto de segurança do tipo:
a) pélvico.
b) toracodiagonal.
c) combinado.
d) duas estão corretas.
e) n.d.a.

152) Traumatismos craniofaciais são vistos mais tipicamente com cinto de segurança do tipo:
a) pélvico.
b) toracodiagonal.
c) combinado.
d) duas estão corretas.
e) n.d.a.

153) Luxações da mandíbula e das vértebras cervicais são vistas mais tipicamente com cinto de segurança do tipo:
a) pélvico.
b) toracodiagonal.

c) combinado.
d) duas estão corretas.
e) n.d.a.

154) **As lesões por cinto de segurança do tipo subabdominal costumam se traduzir por:**
a) luxações de vértebras cervicais.
b) fraturas dos joelhos e dos colos femorais.
c) ferimentos no dorso dos dedos dos pés.
d) roturas viscerais.
e) n.d.a.

155) **O sinal do mapa-múndi de Carrara é visto:**
a) nos atropelamentos.
b) nas lesões causadas por cinto de segurança do tipo toracoabdominal.
c) nas precipitações, quando a vítima se choca com o crânio.
d) nas contusões originadas por marteladas.
e) n.d.a.

156) **A "terraza" de Hoffmann é vista:**
a) nos atropelamentos.
b) nas lesões causadas por cinto de segurança do tipo toracoabdominal.
c) nas precipitações, quando a vítima se choca com o crânio.
d) nas contusões originadas por marteladas.
e) n.d.a.

157) **A fratura perfurante de Strassmann é vista:**
a) nos atropelamentos.
b) nas lesões causadas por cinto de segurança do tipo toracoabdominal.
c) nas precipitações, quando a vítima se choca com o crânio.
d) nas contusões originadas por marteladas.
e) n.d.a.

158) As lesões cerebrais por explosão se traduzem por:
a) hemorragias subaracnóideas.
b) hematomas epidurais.
c) hematomas subdurais.
d) hemorragias pontinas.
e) n.d.a.

159) Sangramento ileocecal em anel é típico de lesão por:
a) atropelamento.
b) cinto de segurança do tipo pélvico.
c) acidente de trânsito (condutor).
d) precipitação.
e) explosão.

160) Hemorragia vítrea do globo ocular é típica de lesão por:
a) atropelamento.
b) cinto de segurança do tipo pélvico.
c) acidente de trânsito (condutor).
d) precipitação.
e) explosão.

161) As lesões pulmonares por explosão se traduzem pelo enumerado abaixo, com exceção de:
a) equimoses subpleurais.
b) impressões costais.
c) distensão e rotura alveolar.
d) hemorragia dos lobos inferiores.
e) escarro hemoptóico.
f) n.d.a.

162) As lesões por explosão são mais comuns e significativamente graves em:
a) cérebro.
b) coração.
c) ouvido.
d) pulmões.
e) abdome.
f) n.d.a.

163) As lesões por explosão são menos comuns em:
   a) cérebro.
   b) coração.
   c) ouvido.
   d) pulmões.
   e) abdome.
   f) n.d.a.

164) Ação contundente ântero-posterior pode determinar ruptura hepática:
   a) transversal da face convexa.
   b) sagital da face convexa.
   c) transversal da face lateral direita.
   d) transversal da face lateral esquerda.
   e) sagital da face lateral direita.
   f) n.d.a.

165) São órgãos freqüentemente acometidos por roturas viscerais devidas à ação contundente, exceto:
   a) fígado.
   b) baço.
   c) rins.
   d) pulmões.
   e) coração.
   f) cérebro.

166) São circunstâncias agravantes ou condicionantes das roturas viscerais, exceto:
   a) estados fisiológicos como útero gravídico e repleção da bexiga.
   b) aumento orgânico patológico como hepato ou esplenomegalia.
   c) região atingida pelo impacto.
   d) força do traumatismo.
   e) n.d.a.

167) Quanto ao halo de enxugo, assinale a incorreta:
a) seu colorido varia com as substâncias de que o projétil é portador.
b) é mais claro nos primeiros tiros.
c) é mais escuro quando se usa pólvora negra.
d) em alvos inanimados, ou mesmo no cadáver, não se acompanha da orla de escoriação.
e) n.d.a.

168) Com relação aos orifícios de entrada, são sinônimos, exceto:
a) orla de escoriação e aréola equimótica.
b) zona de esfumaçamento ou de falsa tatuagem.
c) zona de chamuscamento ou de queimadura.
d) tiros em curta distância ou a queima-roupa.
e) tiros próximos ou em curta distância.

169) As vestes podem impedir o aparecimento dos seguintes elementos, com exceção de:
a) zona de esfumaçamento.
b) zona de tatuagem.
c) zona de queimadura.
d) halo de enxugo.
e) zona de falsa tatuagem.
f) n.d.a.

170) Na calota craniana, o orifício de saída terá, na tábua interna:
a) um diâmetro menor que o da externa.
b) um diâmetro maior que o da externa.
c) um diâmetro igual ao da externa.
d) um diâmetro indeterminado.
e) n.d.a.

171) Sem considerar os tiros encostados, quais elementos estão presentes no orifício de entrada, qualquer que seja a distância do disparo?
a) orla de contusão, halo de enxugo e aréola equimótica.
b) zona de tatuagem e esfumaçamento.

c) orla de escoriação e zona de esfumaçamento.
d) orla de escoriação, zona de queimadura e aréola equimótica.
e) n.d.a.

172) **Prestam-se para indicar a direção do tiro, exceto:**
a) orla de escoriação.
b) zona de esfumaçamento.
c) zona de chamuscamento.
d) zona de tatuagem.
e) aréola equimótica.
f) duas estão erradas.
g) três estão erradas.

173) **O halo de enxugo é mais facilmente reconhecido em tiros:**
a) a queima-roupa.
b) à distância.
c) encostados.
d) em curta distância.
e) n.d.a.

174) **Com relação à zona de esfumaçamento, assinale a incorreta:**
a) nos tiros perpendiculares, possui forma geralmente estrelada.
b) é removível por meio de lavagem com água e sabão.
c) geralmente ultrapassa as dimensões da zona de tatuagem.
d) forma-se a uma distância de tiro menor que aquela exigida para a constituição da zona de tatuagem.
e) é principalmente produzida por pólvora incombusta.

175) **São situações em que pode ser difícil a distinção entre orifício de entrada e de saída, exceto:**
a) quando os dois estão muito próximos (transfixação de um segmento do corpo).
b) nos tiros encostados.
c) quando a bala atravessa apenas partes moles.
d) quando o projétil sai do corpo encontrando resistência de objeto duro (fivela, por exemplo).
e) nos tiros a queima-roupa.

176) É importante para indicar tanto a direção quanto a distância do tiro:
a) a orla de escoriação.
b) a zona de esfumaçamento.
c) a aréola equimótica.
d) a zona de queimadura.
e) a zona de compressão de gases.

177) O sinal de Benassi está relacionado com o fenômeno de:
a) tatuagem.
b) esfumaçamento.
c) compressão de gases.
d) queimadura.
e) n.d.a.

178) A forma e a extensão da zona de tatuagem estão ligadas aos seguintes fatores, exceto:
a) à natureza da pólvora.
b) às condições do ar ambiente.
c) à direção do tiro.
d) ao tipo de arma.
e) n.d.a.

179) O valor da aréola equimótica nos orifícios de entrada está principalmente relacionado com a:
a) distância do tiro.
b) direção do tiro.
c) diagnose do orifício de entrada.
d) lesão em vida.
e) n.d.a.

180) A lesão em buraco de fechadura, produzida por projétil de arma de fogo, ocorre mais comumente em:
a) fêmur.
b) fígado.
c) intestinos.
d) calvária.
e) n.d.a.

181) O orifício de entrada será geralmente menor que o diâmetro do projétil nos tiros:
   a) à distância.
   b) encostados.
   c) em curta distância.
   d) indeterminado.
   e) n.d.a.

182) As dimensões do orifício de entrada são dependentes dos seguintes fatores, com exceção:
   a) da distância do tiro.
   b) da resistência dos tecidos.
   c) da força viva do projétil.
   d) dos gases provenientes da queima da pólvora.
   e) n.d.a.

183) Com relação ao orifício de entrada, são exclusivos dos tiros encostados, exceto:
   a) câmara de mina de Hoffmann.
   b) halo fuliginoso de Benassi.
   c) sinal de Werkgaertner.
   d) eversão das bordas.
   e) crepitação gasosa.
   f) zona de compressão de gases.

184) O funil de Bonnet está mais específica e intimamente relacionado com:
   a) a direção do tiro.
   b) o sentido do tiro.
   c) a distância do tiro.
   d) a identificação do orifício de entrada.
   e) a identificação do orifício de saída.
   f) n.d.a.

185) Crepitação gasosa ao redor do orifício de entrada é verificada nos tiros:
   a) à distância.
   b) encostados.

c) em curta distância.
d) em média distância.
e) n.d.a.

186) O elemento mais valioso para se determinar a distância do tiro é:
a) zona de esfumaçamento.
b) orla de escoriação.
c) orla de enxugo.
d) zona de tatuagem.
e) aréola equimótica.
f) zona de queimadura.
g) n.d.a.

187) São exclusivos dos tiros em curta distância, exceto a:
a) zona de tatuagem.
b) zona de queimadura.
c) zona de esfumaçamento.
d) zona de compressão de gases.
e) aréola equimótica.

188) O melhor local para se avaliar o diâmetro do projétil é:
a) na pele.
b) nos ossos.
c) na cartilagem.
d) nos músculos.
e) n.d.a.

189) Com relação ao perigo de vida, assinale a falsa:
a) pode estar presente imediatamente após o evento lesivo ou tempos depois.
b) é comum sua caracterização depois do tratamento da vítima.
c) procedimentos médico-cirúrgicos como anestesia geral e laparotomia exploradora não constituem por si sós agravos à vida.
d) seu estabelecimento depende necessariamente de exames complementares.
e) causas preexistentes como diabetes e imunodeficiências não o excluem.

190) Uma faca mal afiada desliza e se aprofunda na pele, produzindo uma solução de continuidade relativamente linear e superficial, seccionante de vasos e nervos, sem pontes teciduais entre as bordas, que se mostram escoriadas e focalmente equimosadas, terminando com cauda de escoriação. Qual é a provável denominação para esse ferimento:
   a) cortocontuso.
   b) contuso.
   c) inciso.
   d) perfurante.
   e) n.d.a.

191) Um golpe com lâmina de faca produzido sem deslizamento, num movimento vertical de baixo para cima, sob forte pressão contra a pele, deverá acarretar provavelmente um ferimento:
   a) cortocontuso.
   b) contuso.
   c) inciso.
   d) perfurante.
   e) n.d.a.

192) Uma solução de continuidade da pele produzida por um golpe com o cabo da faca deverá ser provavelmente um ferimento:
   a) cortocontuso.
   b) contuso.
   c) inciso.
   d) perfurante.
   e) n.d.a.

193) Qual é o tipo de tiro mais rico em elementos característicos (efeitos primários e secundários):
   a) de curta distância.
   b) à distância.
   c) a queima-roupa.
   d) encostados.
   e) n.d.a.

194) Em qual tipo de disparo fica mais inconsistente a análise da direção da trajetória do tiro com base nas características do orifício de entrada:
   a) de curta distância.
   b) à distância.
   c) a queima-roupa.
   d) encostados.
   e) n.d.a.

195) Em qual tipo de tiro é nula a trajetória:
   a) de curta distância.
   b) à distância.
   c) a queima-roupa.
   d) encostados.
   e) n.d.a.

196) Tiros apoiados são também chamados:
   a) de curta distância.
   b) à distância.
   c) a queima-roupa.
   d) encostados.
   e) n.d.a.

197) A pólvora sem fumaça é assim chamada por:
   a) efetivamente não produzir fumaça.
   b) produzir fumaça branca (e não negra).
   c) não produzir zona de esfumaçamento.
   d) produzir pouca fumaça.
   e) n.d.a.

198) As eviscerações são mais comumente devidas à ação de instrumentos:
   a) cortantes.
   b) perfurocortantes.
   c) perfurocontundentes.
   d) contundentes.
   e) n.d.a.

199) As lesões em acordeão estão mais comumente relacionadas com instrumentos:
   a) cortantes.
   b) perfurocortantes.
   c) perfurocontundentes.
   d) contundentes.
   e) cortocontundentes.

200) As lesões em acordeão estão mais comumente relacionadas com:
   a) tórax.
   b) crânio.
   c) abdome.
   d) membros.
   e) n.d.a.

201) Na muscular do estômago, um instrumento perfurante de médio calibre produzirá uma solução de continuidade alongada, com o maior eixo:
   a) transversal às curvaturas gástricas.
   b) longitudinal às curvaturas gástricas.
   c) oblíquo às curvaturas gástricas.
   d) indeterminado.
   e) n.d.a.

202) Feridas causadas por instrumentos perfurantes de médio calibre, situadas nas nádegas, terão direção predominantemente:
   a) sagital (longitudinal).
   b) horizontal.
   c) inclinada.
   d) indeterminada.
   e) n.d.a.

203) Nos ossos longos, os disparos produzirão mais provavelmente:
   a) funil de Bonnet.
   b) fraturas.

c) hematomas subperiostais.
d) luxações.
e) n.d.a.

204) **Nos ossos planos ou chatos, os disparos produzirão mais provavelmente:**
a) funil de Bonnet.
b) fraturas.
c) hematomas subperiostais.
d) luxações.
e) n.d.a.

205) **O sinal do funil está mais comumente associado com ossos:**
a) longos.
b) chatos.
c) curtos.
d) sesamóides.
e) n.d.a.

206) **As lesões em acordeão são mais classicamente vistas com instrumentos perfurocortantes de lâmina:**
a) longa.
b) curta.
c) grossa.
d) delgada.
e) n.d.a.

207) **A ação perfurante de um projétil se dá mais acentuada e preponderantemente nos tiros:**
a) encostados.
b) de curta distância.
c) a queima-roupa.
d) à distância.
e) n.d.a.

208) **Numa colisão com um caminhão cujo motorista estava embriagado, um automóvel se incendiou acarretando carbonização do passageiro, que não apresentou lesões contusas à necropsia. Podemos dizer que, nesse caso, a morte foi provavelmente causada por agente, instrumento ou:**
a) meio físico (energia térmica), com morte provocada por agente contundente (automóvel).
b) carbonização devida a meio físico (agente térmico), por acidente de trânsito com incêndio.
c) meio físico (automóvel), com acidente de trânsito, incêndio e carbonização (energia térmica).
d) instrumento contundente (automóvel), com acidente de trânsito e incêndio (meio físico), levando à carbonização (energia térmica).
e) meio físico (acidente de trânsito com automóvel) e químico (carbonização).
f) humano (motorista de caminhão), com acidente de trânsito (colisão), seguido de incêndio e morte por carbonização.
g) meio químico (álcool etílico), com acidente de trânsito (meio físico) e óbito por carbonização (meio físico-químico)

209) **Teoricamente, os tiros mais propensos a transfixarem o corpo são os:**
a) de curta distância.
b) à distância.
c) a queima-roupa.
d) encostados.
e) n.d.a.

210) **Desconsiderando a resistência do ar, os tiros que acarretam maior velocidade de penetração são os:**
a) de curta distância.
b) à distância.
c) a queima-roupa.
d) encostados.
e) n.d.a.

211) Em sua trajetória, a aceleração de um projétil é dada:
a) pela gravidade.
b) pela velocidade inicial.
c) pela aceleração inicial.
d) pelo quadrado da velocidade inicial.
e) n.d.a.

212) Na identificação sexual dos carbonizados, devem ser procurados, por serem mais resistentes à ação do calor:
a) ovários ou testículos.
b) somente ovários.
c) útero ou próstata.
d) tubas uterinas.
e) n.d.a.

213) Para se avaliar a ocorrência de carbonização em vida, faz-se a dosagem sangüínea de monóxido de carbono com amostras preferencialmente retiradas:
a) das veias periféricas.
b) por punção arterial.
c) das cavidades corpóreas.
d) do coração.
e) n.d.a.

214) O sinal de Chambert envolve a análise principal de:
a) fibrina.
b) albumina.
c) sódio.
d) potássio.
e) n.d.a.

215) Queimaduras de 1º grau comprometendo menos de 20% da superfície corporal de um adulto sobrevivente, adequadamente tratado, implicam, muito provavelmente, lesão:
a) leve.
b) grave.
c) gravíssima.
d) indeterminada.
e) n.d.a.

216) Queimaduras de 2º grau comprometendo mais de 70% da superfície corporal de um adulto sobrevivente, adequadamente tratado, implicam, muito provavelmente, lesão no mínimo:
   a) leve.
   b) grave.
   c) gravíssima.
   d) indeterminada.
   e) n.d.a.

217) Queimaduras de 3º grau comprometendo face e membros de um adulto sobrevivente, adequadamente tratado, implicam, muito provavelmente, lesão:
   a) leve.
   b) grave.
   c) gravíssima.
   d) indeterminada.
   e) n.d.a.

218) O sinal de Chambert está mais propriamente relacionado com:
   a) a causa jurídica da morte.
   b) o diagnóstico do agente térmico.
   c) a classificação em intensidade das queimaduras.
   d) a graduação jurídica das lesões.
   e) n.d.a.

219) O sinal de Montalti está mais propriamente relacionado com:
   a) a causa jurídica da morte.
   b) o diagnóstico do agente térmico.
   c) a classificação em intensidade das queimaduras.
   d) a graduação jurídica das lesões.
   e) n.d.a.

220) Frente a uma desconhecida encontrada morta, com sinais de esganadura, é importante procurar por sinais de:

a) envenenamento.
b) toxicomania.
c) estupro.
d) embriaguez.
e) n.d.a.

221) Queda de cabelo constitui um sinal muito característico de intoxicação por:
a) chumbo.
b) tálio.
c) cádmio.
d) cloro.
e) n.d.a.

222) Em casos de morte por envenenamento, o sangue a ser enviado para análise toxicológica:
a) deve permanecer na temperatura ambiente.
b) precisa ser colocado no congelador.
c) necessita ser tratado com agentes conservantes.
d) não pode ser adicionado a anticoagulantes.
e) n.d.a.

223) Na identificação de carbonizados, a estatura poderá ser avaliada:
a) pelo comprimento craniopodálico.
b) pela mensuração de um osso longo.
c) pela proporcionalidade entre membros superiores e inferiores.
d) pela proporcionalidade entre membros inferiores e tronco.
e) n.d.a.

224) A morte por termonoses tem como causa jurídica mais freqüente:
a) homicídio.
b) suicídio.
c) acidente.
d) indeterminado.
e) n.d.a.

225) As lesões de defesa são principalmente caracterizadas em função:
a) dos locais onde se apresentam os ferimentos.
b) do tipo de ferimentos.
c) da diversidade qualitativa dos ferimentos.
d) do número de ferimentos.
e) n.d.a.

226) Nos membros, as fraturas espontâneas dos carbonizados situam-se tipicamente no:
a) fêmur (junção do terço médio com o inferior) e úmero (junção do terço superior com o médio).
b) fêmur (junção do terço superior com o médio) e úmero (junção do terço médio com o inferior).
c) fêmur (junção do terço superior com o terço médio) e tíbia (junção do terço médio com o inferior).
d) fêmur (junção do terço médio com o inferior) e tíbia (junção do terço superior com o médio).
e) n.d.a.

227) Com relação ao sinal de Christinson, assinale a errada:
a) é raramente encontrado no cadáver.
b) mesmo sendo produzido em vida, pode desaparecer após a morte.
c) não pode ser produzido após a morte.
d) sua presença no cadáver indica sempre produção em vida.
e) n.d.a.

228) Na classificação médico-legal das queimaduras, o 1º grau está patologicamente associado com:
a) hiperemia.
b) edema.
c) necrose.
d) carbonização.
e) n.d.a.

229) Na classificação médico-legal das queimaduras, o 2º grau está patologicamente associado a:
a) hiperemia.
b) edema.
c) necrose.
d) carbonização.
e) n.d.a.

230) Na classificação médico-legal das queimaduras, o 3º grau está patologicamente associado a:
a) hiperemia.
b) edema.
c) necrose.
d) carbonização.
e) n.d.a.

231) Na classificação médico-legal das queimaduras, o 4º grau está patologicamente associado a:
a) hiperemia.
b) edema.
c) necrose.
d) carbonização.
e) n.d.a.

232) Sólidos em ignição em contato com a pele por alguns minutos produzirão mais provavelmente queimaduras de:
a) 1º grau.
b) 2º grau.
c) 3º grau.
d) 4º grau.
e) n.d.a.

233) São achados necroscópicos próprios das termonoses, exceto:
a) rigidez cadavérica precoce e acentuada.
b) putrefação rápida.
c) congestão e hemorragias viscerais.
d) espuma sanguinolenta nas vias respiratórias.
e) clareamento do sangue.

234) Em qual modalidade de asfixia é mais evidente a obstrução da laringe e da traquéia como mecanismo de morte:
a) enforcamento.
b) esganadura.
c) estrangulamento.
d) afogamento.
e) n.d.a.

235) São fatores que contribuem para as termonoses, exceto:
a) abuso alcoólico.
b) vestes inadequadas.
c) trabalho excessivo.
d) oscilações da temperatura ambiente.
e) fadiga.

236) As termonoses incluem mais completamente:
a) as insolações.
b) as insolações e as intermações.
c) as insolações, as intermações e as queimaduras.
d) as insolações, as intermações, as queimaduras e as geladuras.
e) n.d.a.

237) O conceito de termonoses está mais intimamente relacionado com:
a) as características das lesões cutâneas.
b) as alterações musculares e das vísceras.
c) a intensidade e a extensão das lesões.
d) a forma de atuação do calor.
e) n.d.a.

238) Modernamente, a principal diferença entre insolação e intermação está:
a) no tipo de ambiente onde se produzem as lesões.
b) na origem da fonte de calor.
c) nas características das lesões cutâneas e viscerais.
d) nos fatores individuais próprios a cada condição.
e) na forma de atuação do calor.
f) duas estão corretas.
g) n.d.a.

239) A principal diferença conceitual entre termonoses e queimaduras está:
a) no tipo de ambiente onde se produziram as lesões.
b) na origem da fonte de calor.
c) nas características das lesões cutâneas e viscerais.
d) nos fatores individuais próprios a cada condição.
e) na forma de atuação do calor.

240) Do ponto de vista médico-legal, energia física é empregada quando se têm lesões causadas pelas seguintes alternativas, com exceção de:
a) temperatura.
b) pressão atmosférica.
c) eletricidade.
d) radiatividade.
e) luz e som.
f) agentes contundentes.

241) A intermação resulta mais freqüentemente de:
a) suicídio.
b) homicídio.
c) acidente de trabalho.
d) outros tipos de acidente que não os profissionais.
e) n.d.a.

242) Etiologicamente, as queimaduras de 1º grau estão mais comumente associadas a:
a) irradiação solar.
b) líquidos escaldantes.
c) chamas.
d) sólidos quentes.
e) n.d.a.

243) As queimaduras de 1º grau afetam caracteristicamente:
a) epiderme.
b) epiderme e derme.
c) epiderme, derme e partes moles subjacentes.

d) epiderme, derme, partes moles e ossos.
e) n.d.a.

244) **A transfixação de um órgão é observada caracteristicamente em feridas:**
a) somente punctórias.
b) somente punctórias e perfurocortantes.
c) somente punctórias, perfurocortantes e perfurocontundentes.
d) somente perfurocortantes e perfurocontundentes.
e) somente perfurocontundentes.
f) somente perfurantes.
g) n.d.a.

245) **O sinal das quatro fraturas é tipicamente causado por:**
a) atropelamento.
b) acidente de trânsito (condutor).
c) martelada.
d) cinto de segurança.
e) precipitação.
f) n.d.a.

246) **Na doença das montanhas, o principal sintoma é:**
a) cefaléia.
b) fotofobia.
c) dispnéia.
d) náuseas.
e) tonturas.

247) **Nos carbonizados, as fraturas espontâneas dos ossos cranianos têm como elementos característicos os abaixo relacionados, com exceção de:**
a) comprometimento ocasional apenas da tábua externa.
b) separação da tábua externa da interna.
c) formação de fendas.
d) lesões arredondadas semelhantes às produzidas por projéteis de armas de fogo.
e) n.d.a.

248) Nos carbonizados, os pulmões se apresentam característicamente:
a) hemorrágicos.
b) enfisematosos.
c) esplenizados.
d) rotos.
e) n.d.a.

249) Nos carbonizados, uma das regiões mais protegidas é:
a) tórax.
b) abdome.
c) membros.
d) pescoço.
e) n.d.a.

250) Num carbonizado, a natureza espontânea de uma coleção sangüínea intracraniana (hematoma térmico) pode ser sugerida pelas alternativas abaixo, exceto:
a) pelo tamanho.
b) pelo aspecto em favo de mel.
c) pela cor carminada.
d) pela localização epidural.
e) pelos outros achados de carbonização.

251) Admitem orifícios de entrada e saída, as feridas causadas somente por instrumentos:
a) perfurantes.
b) perfurantes e perfurocortantes.
c) perfurantes, perfurocortantes e perfurocontundentes.
d) perfurocontundentes e perfurocortantes.
e) perfurocontundentes.

252) Para produzir feridas de diferentes formas, os instrumentos perfurocortantes, ao atuarem na mesma posição com relação à vítima, dependem dos seguintes fatores, com exceção de:

a) espessura do instrumento, dentro de graus não muito extremos.
b) região corporal onde se estabeleceram as feridas.
c) ângulo de incidência do instrumento com relação à pele, contanto que não muito variável.
d) produção das lesões em vida.
e) integridade das linhas de força no local da lesão.
f) posição da vítima em relação ao agressor.
g) n.d.a.

253) **A ação não-letal da eletricidade natural é denominada:**
a) fulminação.
b) fulguração.
c) eletroplessão.
d) eletrocussão.
e) n.d.a.

254) **O sinal de Lichtenberg está mais comumente relacionado com:**
a) eletrocussão.
b) eletroplessão.
c) fulminação.
d) fulguração.
e) duas estão corretas.
f) n.d.a.

255) **Golpes de instrumento perfurante de médio calibre, desferidos numa mesma região, sob múltiplos ângulos, produzem ferimentos de direção mais provavelmente:**
a) igual.
b) diferente.
c) contrária à incidência do golpe.
d) totalmente indeterminada.
e) n.d.a.

256) **Um instrumento perfurocortante desfere, numa mesma região corporal, múltiplos golpes, assumindo posições diferentes com relação à vítima. Nessa situação, os ferimentos produzidos terão direção mais provavelmente:**

a) igual.
b) diferente.
c) contrária à incidência do golpe.
d) totalmente indeterminada.
e) n.d.a.

257) Em uma determinada região corporal, são produzidas quatro feridas em casa de botão, com a mesma direção, seguidas de uma última, de forma semelhante, porém com direção diferente. Com relação a isso, são corretas as seguintes afirmativas, exceto:
a) as quatro feridas iniciais foram produzidas em vida.
b) as quatro feridas iniciais foram provavelmente acarretadas por instrumentos perfurantes.
c) a última ferida pode ser devida a instrumento perfurocortante.
d) a última ferida pode ter sido produzida por instrumento perfurante, acionado um bom tempo após a morte.
e) a última ferida pode ter sido produzida por instrumento perfurocortante após a morte.

258) Considerando as Leis de Filhos e Langer, as feridas produzidas por instrumentos perfurantes podem ser mais apropriadamente denominadas:
a) perfurantes.
b) puntiformes.
c) punctórias.
d) transfixantes.
e) n.d.a.

259) Feridas punctórias poderão ter as seguintes formas, exceto as:
a) puntiformes.
b) ovalares.
c) triangulares.
d) quadrangulares.
e) em ponta de seta.
f) n.d.a.

260) Na literatura médico-legal, os homicídios têm sido mais comumente relacionados com feridas:

a) punctórias e cortocontusas.
b) perfurocontusas e perfuroincisas.
c) contusas e punctórias.
d) punctórias e incisas.
e) somente punctórias.

261) Na literatura médico-legal, os suicídios têm sido mais comumente relacionados com feridas:

a) punctórias e cortocontusas.
b) incisas e perfurocontusas.
c) perfuroincisas e contusas
d) perfuroincisas e cortocontusas.
e) incisas e perfuroincisas.

262) Os suicídios relacionados a precipitações, projéteis por arma de fogo e arremesso sob as rodas de um trem estão respectivamente relacionados com feridas:

a) contusas, perfurocontusas e cortocontundentes.
b) contusas, perfurocontusas e lacerocontusas.
c) contusas, perfurocontusas e cortocontusas.
d) cortocontusas, perfurocontusas e lacerocontusas.
e) cortocontusas, perfurocontusas e cortocontusas.

263) Com relação aos efeitos da eletricidade artificial, são aspectos relacionados com a diminuição da resistência ao fluxo elétrico:

a) a mão delicada do intelectual.
b) a pele úmida.
c) os pés calçados.
d) os estados emotivos.
e) as variações constitucionais.

264) Para produzir feridas de diferentes formas, os instrumentos perfurantes dependem dos seguintes fatores, com exceção de:

a) calibre do instrumento.
b) região corporal onde se estabelecem as feridas.
c) ângulo de incidência do instrumento.
d) produção das lesões em vida.
e) integridade das linhas de força no local da lesão.

265) **Entre as lesões oculares produzidas pela fulguração, está mais comumente:**

a) descolamento da retina.
b) diplopia.
c) catarata.
d) pinguécula.
e) pterígio.

266) **Entre as lesões auditivas produzidas pela fulguração, está mais comumente:**

a) a desestruturação da cóclea.
b) o aparecimento de ferida contusa no pavilhão auricular.
c) dano aos ossículos do ouvido médio.
d) o rompimento do tímpano.
e) n.d.a.

267) **Destacamento em casca do couro cabeludo é tipicamente observado em ações lesivas decorrentes de:**

a) contusão.
b) variações da pressão atmosférica.
c) eletricidade.
d) envenenamento.
e) afogamento.

268) **Quando não associada aos efeitos da queimadura, a marca elétrica de Jellinek costuma ter tonalidade:**

a) arroxeada.
b) azul-esverdeada.
c) cinza-azulada.
d) branco-amarelada.
e) escura.

269) Pérolas ósseas são tipicamente resultantes de ação:
a) perfurocontundente.
b) contundente.
c) elétrica.
d) radiativa.
e) barométrica.

270) Em mulheres grávidas, vitimadas por acidente elétrico, o exame externo do feto pode revelar-se totalmente negativo quanto à presença de marcas ou queimaduras elétricas, fato esse que se deve provavelmente a:
a) ausência de efeito Joule.
b) pouca amperagem da corrente elétrica.
c) baixa voltagem das fontes elétricas.
d) maior resistência fetal ao fluxo elétrico.
e) n.d.a.

271) Em alguns acidentes elétricos por alta voltagem, a vítima escapa com vida, apesar das graves queimaduras cutâneas locais, fato que se deve mais provavelmente a:
a) fenômeno eletromagnético local.
b) fator constitucional.
c) resistência menor ao fluxo elétrico.
d) efeito Joule.
e) n.d.a.

272) Diante de um orifício de entrada, por projétil de arma de fogo, sem zonas de contorno ou câmara de mina, é próprio do laudo conter as alternativas a seguir, exceto:
a) descrição, no exame externo, da ferida de entrada e do orifício de saída.
b) relato, no exame interno, das lesões viscerais.
c) indicação, na discussão e conclusões, do trajeto.
d) afirmação de que se trata de tiro à distância.
e) apresentação da causa da morte.

273) Com relação às lesões causadas pelo frio, assinale a errada:
a) a classificação com base nas alterações cutâneas é mais comumente aplicável às vítimas fatais por ação generalizada do frio.
b) a ação localizada do frio é conhecida como geladura.
c) mesmo indivíduos hígidos podem eventualmente morrer por ação generalizada do frio.
d) a ulceração caracteriza o 3º grau.
e) a natureza jurídica é geralmente acidental.

274) São fatores individuais relacionados com a morte por ação generalizada do frio, exceto:
a) fadiga.
b) idade.
c) alcoolismo.
d) inanição.
e) perturbações mentais.
f) n.d.a.

275) Após sobreviver a uma noite fria de inverno, um idoso é internado, mas morre após alguns dias, por complicações provavelmente advindas de:
a) choque neurogênico.
b) desidratação.
c) distúrbios eletrolíticos.
d) broncopneumonia.
e) n.d.a.

276) Nas vítimas fatais por ação generalizada do frio, o diagnóstico da causa morte é feito com base nas seguintes alternativas, exceto:
a) histórico.
b) exame do local do óbito.
c) necropsia negativa para outras causas de morte.
d) achados necroscópicos típicos.
e) análise de fatores predisponentes, como alcoolismo e fadiga.

277) **Na necropsia de uma vítima por ação generalizada do frio, são encontradas as seguintes alterações, exceto:**
   a) congestão polivisceral.
   b) espuma sanguinolenta nas vias respiratórias.
   c) fraturas espontâneas do crânio.
   d) petéquias pleurais e do pescoço.
   e) palidez cutânea.

278) **Na morte por ação generalizada do frio, a vasoconstrição periférica e a vasodilatação profunda se refletem nos seguintes achados, exceto:**
   a) espuma sanguinolenta nas vias respiratórias.
   b) congestão polivisceral.
   c) petéquias pleurais.
   d) repleção sangüínea das cavidades cardíacas.
   e) palidez cutânea.
   f) manchas de hipóstase vermelho-claras.

279) **Na necropsia de uma vítima por ação generalizada do frio, chama a atenção:**
   a) a coagulação sangüínea.
   b) a cor escura das manchas de hipóstase.
   c) o eritema cutâneo.
   d) a disjunção das suturas cranianas.
   e) n.d.a.

280) **A morte pela ação generalizada do frio ocorre nas seguintes situações, exceto:**
   a) abandono de recém-nascidos.
   b) maus-tratos a idosos.
   c) retenção acidental ou criminosa em câmaras frigoríficas.
   d) vítima de naufrágio.
   e) os que se perdem nas montanhas.
   f) n.d.a.

281) **Os pés de trincheira são exemplos típicos:**
   a) da ação generalizada do frio.
   b) de geladura.

c) de termonoses.
d) de queimadura.
e) n.d.a.

282) Nas geladuras, a desarticulação de um membro caracteriza qual grau de intensidade:
a) 1º grau.
b) 2º grau.
c) 3º grau.
d) 4º grau.
e) n.d.a.

283) Um senhor estrangeiro, idoso, recentemente chegado ao Brasil, é encontrado morto, debaixo da cama, em um quarto totalmente fechado e muito úmido, às 5:00 horas de uma noite de muito calor. Os vizinhos contam que, pouco antes, ouviram gritos delirantes e ruídos de arrasto de móveis. No entanto, a porta estava travada por dentro e o local apresentava apenas desarrumação do mobiliário. À necropsia, realizada logo pela manhã, não se evidenciaram indícios de violência, porém a pele estava ainda quente e seca. Com esses dados, é possível levantar a hipótese de morte por:
a) insolação.
b) intermação.
c) asfixia.
d) causa indeterminada.
e) n.d.a.

284) Considerando a inércia dos elementos disparados juntamente com o projétil, é de se prever que, no orifício de entrada, localizado em região sem vestes, não previamente lavado:
a) haverá obrigatoriamente zona de tatuagem sempre que houver esfumaçamento.
b) a zona de esfumaçamento pode estar presente sem necessariamente ser acompanhada de tatuagem.

c) a zona de tatuagem pode estar presente sem necessariamente ser acompanhada de esfumaçamento.
d) a zona de esfumaçamento não pode estar presente sem que seja acompanhada de chamuscamento.
e) n.d.a.

285) Na literatura médico-legal, o infanticídio tem sido clássica e comumente relacionado com feridas:
a) perfurantes.
b) contusas.
c) cortocontusas.
d) perfuroincisas.
e) punctórias.

286) Na literatura médico-legal, a morte por acidentes de trânsito tem sido mais comumente relacionada com feridas:
a) perfurantes.
b) contusas.
c) cortocontusas.
d) perfuroincisas.
e) punctórias.
f) perfurocontundentes.

287) Entre as correntes alternadas, as mais perigosas são as de:
a) maior freqüência.
b) média freqüência.
c) menor freqüência.
d) altíssima freqüência.
e) n.d.a.

288) Em um caso de morte possivelmente devida à intoxicação por clorofórmio, os pulmões devem ser:
a) seccionados para que se perceba algum odor característico.
b) seccionados junto ao brônquio-fonte.
c) enviados em bloco com o coração.
d) amarrados junto a cada hilo.
e) n.d.a.

289) Em casos de eletroplessão ou eletrocussão, as portas de entrada e de saída da corrente elétrica costumam se localizar respectivamente em:
a) cabeça e pé.
b) mão e pé.
c) mão e mão.
d) mão e braço.
e) n.d.a.

290) Em acidentes relacionados com eletricidade meteórica, a morte tardia se deve mais provavelmente a causas:
a) pulmonares.
b) cardíacas.
c) cerebrais.
d) secundárias.
e) n.d.a.

291) O sinal de Piacentino está relacionado com lesões:
a) barométricas.
b) elétricas.
c) contusas.
d) incisas.
e) radiativas.
f) químicas.
g) n.d.a.

292) A marca elétrica de Jellinek é típica dos acidentes por:
a) fulminação.
b) fulguração.
c) eletroplessão.
d) eletrocussão.
e) duas estão corretas.
f) n.d.a.

293) Nos acidentes fatais provocados por eletricidade artificial de baixa tensão, o diagnóstico médico-pericial deverá ser baseado nos seguintes aspectos, exceto:

a) informes colhidos junto aos que assistiram ao acidente.
b) levantamento pericial do local.
c) lesões cutâneas de entrada e saída.
d) fraturas ósseas.
e) sinais típicos ao exame interno.

294) **São achados próprios da morte por eletricidade artificial:**
a) fusão de objetos metálicos trazidos pela vítima.
b) magnetização de objetos de ferro.
c) figuras de Lichtenberg.
d) metalização.
e) n.d.a.

295) **Como ótimos condutores de eletricidade artificial, destacam-se:**
a) os ossos.
b) os músculos.
c) o sangue.
d) os nervos.
e) a pele.
f) duas estão corretas.
g) três estão corretas.
h) n.d.a.

296) **A oftalmia elétrica é mais comumente conseqüência de:**
a) fulminação.
b) eletroplessão.
c) eletrocussão.
d) fulguração.
e) n.d.a.

297) **Mais comumente, as correntes elétricas de baixa tensão podem provocar morte por:**
a) inibição do centro respiratório bulbar.
b) inibição do centro vasomotor bulbar.
c) fibrilação ventricular.
d) tetanização respiratória.
e) n.d.a.

298) Na suspeita de envenenamento ofídico, qual critério é fundamental para a confirmação do diagnóstico:
a) clínico.
b) toxicológico.
c) experimental.
d) circunstancial.
e) anatomopatológico.

299) Num caso de morte por inanição crônica, são geralmente encontrados na necropsia os seguintes achados, exceto:
a) putrefação rápida.
b) escassez de panículo adiposo.
c) atrofia visceral generalizada.
d) hipertrofia das túnicas intestinais.
e) contraste volumétrico dos membros com as articulações dos joelhos e cotovelos, que se mostram aumentadas e de aspecto "tumoral".
f) quatro estão corretas.

300) A bile deve ser particularmente amostrada nos casos de morte por:
a) metais pesados.
b) barbitúricos.
c) anestésicos.
d) compostos de morfina.
e) n.d.a.

301) Nas suspeitas de morte por envenenamento crônico com metais pesados, as principais amostras a serem colhidas devem ser as de:
a) sangue.
b) cabelos.
c) fígado.
d) baço.
e) n.d.a.

302) Numa suspeita de suicídio por ingestão de comprimidos, qual deve ser o procedimento do médico-legista?
   a) abrir primeiramente o estômago, no sentido de constatar a presença dos comprimidos.
   b) em caso negativo, abrir também a porção inicial do intestino delgado.
   c) se os comprimidos ainda não se fizerem presentes, abrir o esôfago e o restante do intestino delgado.
   d) associar, em todos os casos, a coleta e o envio de material fecal.
   e) todas estão corretas.
   f) n.d.a.

303) Feridas causadas por instrumentos perfurocortantes, situadas entre as costelas, terão direção predominantemente:
   a) sagital (longitudinal).
   b) horizontal.
   c) inclinada.
   d) indeterminada.
   e) n.d.a.

304) A mitridatização é um fenômeno que se relaciona com energia:
   a) elétrica.
   b) química.
   c) bioquímica.
   d) físico-química.
   e) física.
   f) n.d.a.

305) Entre as vias de eliminação dos venenos, a principal é:
   a) o pulmão.
   b) o fígado.
   c) o rim.
   d) a pele.
   e) os intestinos.
   f) n.d.a.

306) São substâncias naturalmente formadas no cadáver em putrefação, com exceção de:
a) gás sulfídrico.
b) álcool etílico.
c) monóxido de carbono.
d) ptomaínas.
e) cianeto.
f) arsênico.

307) Os efeitos da aconitina constituem exemplo de situação em que pode existir:
a) odor característico ao exame externo.
b) coloração negra da mucosa gástrica.
c) produção pós-mortal dessa substância.
d) envenenamento sem veneno.
e) n.d.a.

308) Nas mortes por envenenamento, a constatação, ao exame externo, de odor característico, faz inicialmente parte do critério:
a) clínico.
b) circunstancial.
c) físico-químico.
d) biológico.
e) anatomopatológico.
f) médico-legal.
g) n.d.a.

309) Mais comumente, os venenos ingressam no corpo adotando a via:
a) parenteral.
b) respiratória.
c) digestiva.
d) cutânea.
e) n.d.a.

310) Geralmente, as escaras produzidas pela vitriolagem são:
a) esverdeadas.
b) negras.
c) amareladas.
d) azuladas.
e) arroxeadas.

311) Caracteristicamente, o ácido nitrito produz escaras de cor:
a) cinzenta.
b) enegrecida.
c) esbranquiçada.
d) amarelada.
e) n.d.a.

312) A soda e a potassa são exemplos de cáusticos de ação respectivamente:
a) coagulante e liquefaciente.
b) liquefaciente e coagulante.
c) ambas liquefacientes.
d) ambas coagulantes.
e) n.d.a.

313) Num caso de morte possivelmente causada por envenenamento, encontrou-se corpo em estado de putrefação, do qual deverão ser mais fácil e adequadamente colhidas, para análise toxicológica, as amostras seguintes, exceto:
a) sangue.
b) músculos.
c) coração.
d) fígado.
e) rins.
f) transudatos pleurais.

314) Escaras moles são mais freqüentemente resultantes da ação cáustica de:
a) álcalis.
b) ácidos.

c) sais.
d) compostos orgânicos.
e) n.d.a.

315) **Coloração verde-escura da urina é típica de intoxicação por:**
a) cádmio.
b) fenol.
c) fósforo.
d) digitálicos.
e) estricnina.
f) n.d.a.

316) **Quadro clínico de hepatite aguda em criança, associado à história de manipulação de fogos de artifício, levados à boca, é sugestivo de intoxicação por:**
a) fósforo.
b) fenol.
c) cromo.
d) chumbo.
e) cádmio.
f) n.d.a.

317) **Uma linha azul, localizando-se perto das inserções dentárias, é sugestiva de intoxicação por:**
a) cloro.
b) fósforo.
c) cádmio.
d) mercúrio.
e) barbitúrico.

318) **Em um trabalhador de curtumes, desenvolveu-se ulceração da mucosa nasal com perfuração do septo, além de dermatite eczematosa, sugerindo intoxicação por:**
a) cloro.
b) cianeto.

c) chumbo.
d) berílio.
e) cromo.
f) cádmio.

319) Nas mortes devidas ao envenenamento por cloro, o exame necroscópico deverá focalizar mais especificamente:
a) o coração.
b) o fígado.
c) o cérebro.
d) os rins.
e) os pulmões.
f) os intestinos.

320) Em um operário trabalhando com galvanoplastia, desenvolveu-se quadro agudo de insuficiência respiratória por pneumonite intersticial e fibrose peribrônquica, sugerindo intoxicação por:
a) cádmio.
b) chumbo.
c) cianeto.
d) cromo.
e) fósforo.
f) n.d.a.

321) Em um operário de uma fábrica de acumuladores, o aparecimento de letargia, alterações visuais e convulsões, associadas à fraqueza muscular com punhos e pés caídos, é sugestivo de intoxicação por:
a) cianeto.
b) digitálico.
c) cromo.
d) chumbo.
e) cádmio.

322) Em uma fábrica de lâmpadas fluorescentes, um operário desenvolve quadro pulmonar caracterizado por inflamação granulomatosa, sugerindo intoxicação por:
a) cádmio.
b) berílio.
c) chumbo.
d) cianeto.
e) cromo.

323) Em uma fábrica de seda, um operário desenvolve quadro agudo de depressão do sistema nervoso central, com prostração, convulsões, midríase e coma, associado a hálito fétido, sugerindo intoxicação por:
a) cádmio.
b) chumbo.
c) bissulfeto de carbono.
d) cianeto.
e) cromo.

324) A intoxicação aguda pelo arsênico determina acometimento principal de:
a) aparelho digestivo.
b) sistema nervoso.
c) aparelho urinário.
d) sistema cardiovascular.
e) sistema tegumentar.

325) A necrose da mandíbula é tipicamente observada em casos de intoxicação crônica por:
a) fósforo.
b) fenol.
c) mercúrio.
d) cromo.
e) cloro.

326) Feridas cutâneas cortocontusas, em arcos paralelos, com caudas inicial e terminal marcantes, são sugestivas de acidente:
   a) aéreo.
   b) ferroviário.
   c) de trânsito por atropelamento.
   d) por cinto de segurança.
   e) de trânsito por abalroamento.
   f) náutico.

327) No espectro equimótico de Legrand du Saulle, a seqüência de cores é a assinalada em:
   a) azul, vermelha, verde e amarela.
   b) vermelha, azul, amarela e verde.
   c) vermelha, azul, verde e amarela.
   d) azul, vermelha, amarela e verde.
   e) n.d.a.

328) Em desastres aéreos, deve prevalecer, no exame pericial:
   a) a descrição das lesões.
   b) o estabelecimento da causa da morte.
   c) a identificação das vítimas e a elaboração dos atestados de óbito.
   d) a discussão sobre as causas do acidente com base na descrição das lesões das vítimas.
   e) n.d.a.

329) Num acidente aéreo, a pesquisa necroscópica da causa da morte, incluindo o exame interno, torna-se importante e deve ser preferencialmente realizada:
   a) em todas as vítimas.
   b) na tripulação.
   c) em apenas parte das vítimas (amostragem de 30%).
   d) em grande parte das vítimas (amostragem de 60%).
   e) n.d.a.

330) Entre os causadores de radiodermites, estão mais freqüentemente:
a) o rádio.
b) o rádio e os raios X.
c) o rádio, os raios X e o cobalto.
d) o rádio, os raios X, o cobalto e o polônio.
e) o rádio, os raios X, o cobalto, o polônio e o urânio.
f) os raios X.

331) Os raios X enquadram-se em qual tipo de radiação ionizante:
a) alfa.
b) beta.
c) gama.
d) delta.
e) n.d.a.

332) A radiação mais penetrante e nociva para a pele é a:
a) alfa.
b) beta.
c) gama.
d) delta.
e) n.d.a.

333) Mais comumente, a radioatividade exerce nocividade através de efeitos principalmente:
a) ionizantes.
b) térmicos.
c) carcinogênicos.
d) mutacionais.
e) mecânicos.

334) As úlceras de Roentgen constituem radiodermites de:
a) 1º grau.
b) 2º grau.
c) 3º grau.
d) 4º grau.
e) n.d.a.

335) A forma neoplásica das radiodermites corresponde ao:
   a) 1º grau.
   b) 2º grau.
   c) 3º grau.
   d) 4º grau.
   e) n.d.a.

336) As conseqüências digestivas e cardíacas da radioatividade classificam-se como:
   a) 1º grau.
   b) 2º grau.
   c) 3º grau.
   d) 4º grau.
   e) n.d.a.

337) São radiações não-ionizantes, exceto:
   a) luz.
   b) raio infravermelho.
   c) raio ultravioleta.
   d) raio *laser*.
   e) som.
   f) raios X.

338) As radiações não-ionizantes são nocivas principalmente para:
   a) olhos e ouvido.
   b) pele e gônadas.
   c) gônadas e medula óssea.
   d) medula óssea e tecido linfóide.
   e) pele e medula óssea.

339) Caracteristicamente, os raios infravermelhos atuam nocivamente:
   a) na pele.
   b) no cristalino.
   c) na conjuntiva.
   d) na membrana timpânica.
   e) n.d.a.

340) O infra-som pode ocasionar tipicamente:
a) perda da discriminação da fala.
b) zumbidos.
c) otalgia.
d) labirintite.
e) n.d.a.

341) O risco de perda auditiva ocorre quando o ruído estiver acima de:
a) 50 decibéis.
b) 60 decibéis.
c) 70 decibéis.
d) 80 decibéis.
e) 90 decibéis.

342) São conseqüências do ruído intenso, exceto:
a) zumbidos.
b) perda auditiva permanente.
c) recrutamento.
d) otalgia.
e) n.d.a.

343) Os venenos agem por meio de energia:
a) bioquímica.
b) química.
c) físico-química.
d) física.
e) n.d.a.

344) No mal dos caixões, são conseqüências originárias da "patologia de compressão", exceto:
a) embriaguez das profundidades.
b) dores nos seios paranasais e ouvidos.
c) espasmos e tetania.
d) dores articulares.
e) depressão do centro respiratório.

345) No mal dos caixões, a "patologia de descompressão" está principalmente relacionada com:
a) nitrogênio.
b) oxigênio.
c) gás carbônico.
d) monóxido de carbono.
e) metemoglobina.
f) n.d.a.

346) As queimaduras de 4º grau afetam caracteristicamente:
a) epiderme.
b) epiderme e derme.
c) epiderme, derme e partes moles subjacentes.
d) epiderme, derme, partes moles e ossos.
e) n.d.a.

347) Quando, por efeito de uma explosão, uma pessoa é lançada ao ar, chocando-se posteriormente contra o solo ou algum outro obstáculo, diz-se que ocorreu um *blast*:
a) primário.
b) secundário.
c) terciário.
d) quaternário.
e) n.d.a.

348) No *blast* líquido, predominam as lesões:
a) abdominais.
b) pulmonares.
c) auditivas.
d) cerebrais.
e) oculares.

349) No *blast* sólido, estando a pessoa sentada, pode ser caracteristicamente atingido:
a) o pulmão.
b) as vísceras abdominais.
c) o ouvido médio.
d) o globo ocular.
e) o crânio.

350) No espectro equimótico de Legrand du Saulle, a cor esverdeada se deve a:
a) hemossiderina.
b) hematoidina.
c) hematina.
d) hemoglobina.
e) n.d.a.

351) O potencial lesivo dos projéteis de arma de fogo depende principalmente:
a) da sua velocidade.
b) da sua massa.
c) do seu coeficiente balístico.
d) do arrasto.
e) n.d.a.

352) São fatores que contribuem para estabilidade do projétil, exceto:
a) a rotação em torno do seu eixo.
b) sua massa elevada.
c) a posição anterior do centro de massa com relação ao centro de pressão.
d) a baixa densidade do meio atravessado.
e) a pouca distância entre o centro de massa e o centro de pressão.

353) A forma e o tamanho das lesões de entrada causadas por projéteis de alta energia dependem dos seguintes fatores, com exceção de:
a) a forma pontiaguda do projétil faz com que o orifício de entrada seja menor que o do projétil.
b) o orifício de entrada pode alargar-se quanto maior for a velocidade de impacto.
c) diâmetros maiores são causados por disparos em curta distância.
d) nas regiões com osso subjacente, pode ocorrer uma ferida do tipo "explosiva".
e) todas estão corretas.

354) Com relação aos efeitos dos projéteis de alta energia, é incorreto afirmar que:
a) as ondas de choque vão adiante do projétil.
b) as ondas de pressão se originam atrás do projétil.
c) as ondas de choque são inócuas.
d) o alargamento da cavidade permanente se deve às ondas de pressão.
e) a pressão negativa ocasionada pelo alargamento da cavidade permanente faz com que sejam aspirados fragmentos de roupa e de pele para o seu interior.
f) todas estão corretas.

355) A forma e o tamanho das feridas de saída ocasionadas por projéteis de alta energia tendem a ser principalmente influenciados:
a) pela velocidade do projétil.
b) pela trajetória.
c) pelo trajeto.
d) pela massa do projétil.
e) n.d.a.

356) Quanto aos orifícios de entrada e de saída causados por projéteis de alta energia, assinale a alternativa errada:
a) nem sempre se encontra a orla de escoriação.
b) as bordas do orifício são irregulares e podem apresentar radiações.
c) quando estão suprajacentes ao tecido ósseo, os ferimentos de entrada mostram-se como verdadeiras explosões.
d) os ferimentos de saída têm geralmente a forma de rasgões.
e) as feridas de saída podem ter forma biconvexa, com direção que tende a ser paralela às linhas de força da região.
f) n.d.a.

357) As energias de ordem bioquímica são assim chamadas em virtude de as lesões decorrerem de:
a) alterações das enzimas e proteínas celulares.

b) fatores químicos e biológicos, incluindo as condições orgânicas de cada indivíduo.
c) alterações bioquímicas associadas a lesões biológicas daí decorrentes.
d) duas estão corretas.
e) n.d.a.

358) A morte por greve de fome representa um exemplo de atuação energética de ordem:
a) biológica.
b) química.
c) bioquímica.
d) carencial.
e) n.d.a.

359) Fazem parte dos achados necroscópicos da morte por inanição, exceto:
a) atrofia muscular.
b) redução da quantidade de sangue circulante.
c) putrefação tardia.
d) diminuição do fígado e do baço.
e) definhamento.

360) As energias de ordem mista são assim denominadas porque combinam fatores principalmente:
a) bioquímicos e biodinâmicos.
b) químicos e físicos.
c) físicos e biológicos.
d) mecânicos e físicos.
e) físicos e biofísicos.

361) Do ponto de vista médico-legal, constitui situação de autointoxicação quando o indivíduo:
a) ingere propositadamente substâncias tóxicas.
b) administra veneno para outro indivíduo da mesma espécie.
c) tenta suicidar-se com o uso de veneno.
d) desenvolve tireotoxicose após um traumatismo de pescoço.
e) n.d.a.

362) Além do choque, fazem parte do grupo pertinente às energias de ordem biodinâmica:

a) a fadiga e as sevícias.
b) a fadiga e as infecções.
c) as perturbações alimentares e as asfixias.
d) somente as asfixias.
e) a coagulação intravascular disseminada e a falência múltipla de órgãos.

363) Na identificação indireta de uma arma de fogo raiada, são mais importantes:

a) seus dados de qualificação.
b) seu estojo.
c) sua carga.
d) seus projéteis.
e) n.d.a.

364) Radiologicamente, o sinal mais característico da síndrome de Silverman é:

a) fraturas múltiplas.
b) hematoma subperiostal.
c) arrancamento epifisário.
d) osteomielite.
e) osteomalacia.

365) A morte do soldado grego, que, no ano de 490 a.C., correu de Maratona a Atenas para anunciar a vitória sobre os persas, constitui um exemplo histórico da ação fatal de energia:

a) mista.
b) biodinâmica.
c) biomecânica.
d) bioquímica.
e) físico-química.
f) n.d.a.

366) Na síndrome da "criança sacudida", os danos mais comuns e graves são:
a) fratura de costelas com rotura de pulmão.
b) hemorragias meníngeas e edema cerebral.
c) asfixia por compressão abdominal.
d) fratura do braço e da clavícula com possível pneumotórax.
e) n.d.a.

367) São fatores de risco para a síndrome do ancião maltratado, exceto:
a) antecedentes psiquiátricos.
b) dependência econômica.
c) estresse.
d) isolamento social.
e) todas estão corretas.

368) A plexopatia braquial é manifestação típica de:
a) eletroplessão.
b) lesões por cinto de segurança.
c) tortura.
d) lesões por acidente aéreo.
e) n.d.a.

369) Em morte por tortura, o exame preferencial e mais importante a ser realizado é o:
a) interno.
b) externo.
c) toxicológico.
d) radiológico.
e) n.d.a.

370) No diagnóstico diferencial das lesões produzidas em vida e após a morte, o sinal de Montalti é importante em qual situação:
a) nos eletrocutados.
b) nos carbonizados.

c) nos afogados.
d) nos atropelamentos ferroviários.
e) nos enforcados.

371) **O percurso do veneno através do organismo tem as seguintes fases seqüenciais:**
a) absorção, penetração, fixação, distribuição, transformação e eliminação.
b) penetração, absorção, fixação, distribuição, transformação e eliminação.
c) penetração, absorção, distribuição, fixação, transformação e eliminação.
d) penetração, absorção, distribuição, fixação, transformação e eliminação.
e) penetração, absorção, transformação, distribuição, fixação e eliminação.

372) **A crucificação constitui exemplo histórico-religioso de morte por:**
a) ação de energia físico-química.
b) choque hipovolêmico por hemorragia.
c) atuação de energia bioquímica, relacionada com infecção por tétano.
d) choque neurogênico, ocasionado pela dor.
e) n.d.a.

373) **Durante as bodas de Luís XVI com Maria Antonieta, a morte de 40 pessoas, que se comprimiam nas ruas de Paris (e posteriormente foram pisoteadas), constitui exemplo histórico de acidente fatal, principalmente causado por:**
a) ação contundente.
b) hemorragia.
c) energia físico-química.
d) sufocação direta.
e) n.d.a.

374) O sinal de Valentin está mais especialmente relacionado com:
   a) sufocação indireta.
   b) asfixias em geral.
   c) envenenamento por arsênico.
   d) morte por eletrocussão.
   e) ferimento por instrumento perfurocontundente.

375) Em crianças de baixa idade, que dormem com os pais, pode advir morte provavelmente causada por:
   a) sufocação indireta.
   b) sufocação direta.
   c) traumatismo cranioencefálico.
   d) fratura de costela com pneumotórax.
   e) duas estão corretas.
   f) n.d.a.

376) O "café coronário" é exemplo de morte causada por:
   a) doença prévia (aterosclerose coronariana).
   b) sufocação direta.
   c) envenenamento.
   d) afogamento (pós-refeição).
   e) n.d.a.

377) A sufocação direta por oclusão das cavidades naturais (nariz e boca) é possível pelas seguintes alternativas, com exceção de:
   a) sacos plásticos.
   b) papel molhado.
   c) mãos do agressor.
   d) amordaçamento.
   e) n.d.a.

378) A asfixia por sufocação direta comporta classicamente dois tipos principais, que são:
   a) oclusão das cavidades naturais e das vias aéreas superiores.
   b) soterramento e confinamento.

c) oclusão das vias respiratórias e compressão torácica.
d) obstrução por sólidos (soterramento) e por líquidos (afogamento).
e) n.d.a.

379) **Em um prédio em construção, um operário é soterrado, encontrando-se na necropsia somente roturas de fígado e de baço com hemoperitônio. Mesmo que o exame das vias respiratórias tenha sido negativo para substâncias estranhas, a causa da morte deve ser:**
a) asfixia por soterramento.
b) choque hemorrágico por agente contundente.
c) choque hemorrágico por soterramento.
d) roturas viscerais devidas ao soterramento.
e) asfixia por desabamento.

380) **A prova de Katayama está relacionada com:**
a) intoxicação por monóxido de carbono.
b) envenenamento por cianeto.
c) pesquisa de nitrogênio no sangue (embolia gasosa).
d) afogamento.
e) n.d.a.

381) **Dentro de um automóvel totalmente fechado, com o interior repleto de compras, travesseiros e colchonetes, estacionado dentro de um estabelecimento comercial, numa noite de temperatura agradável, encontrou-se um bebê já morto, cujo óbito deu-se mais provável, primária e especificamente por:**
a) sufocação.
b) confinamento.
c) intermação.
d) insolação.
e) intoxicação por monóxido de carbono.

382) A morte de um adulto por confinamento criminoso poderá ser confirmada pelas seguintes alternativas, com exceção de:
a) dosagem sangüínea do gás carbônico.
b) cianose da face e eventual espuma nasal.
c) petéquias pleurais e subepicárdicas.
d) desgaste das unhas e erosão das extremidades dos dedos.
e) ferimentos da face e do pescoço.
f) exame do local dos fatos pela perícia criminal.

383) Na compressão torácica, os fenômenos congestivos (cianose cérvico-facial) e hemorrágicos (máscara equimótica) se localizam principalmente na face devido a:
a) uma maior quantidade de sangue normalmente existente no segmento cranioencefálico.
b) mecanismo de compressão abdominotorácica, que empurra o sangue para porções mais superiores do corpo.
c) ausência de válvulas nas veias jugulares.
d) posição da vítima no momento em que recebe o trauma.
e) n.d.a.

384) Em um deslizamento de encostas com morte por "soterramento", é incorreto afirmar que:
a) o depósito de terra na pele da vítima auxilia a estabelecer o nexo causal.
b) a presença de material soterrante na boca e nas narinas deve ser valorizada como reação vital.
c) a disparidade entre os fenômenos cadavéricos e o tempo transcorrido entre o acidente e a hora do exame sugere que a morte não se relaciona com o evento soterrante.
d) a verificação do trecho onde foram encontradas as vítimas ajuda no reconhecimento das mesmas.
e) o tipo de material soterrante pode ter influência na causa da morte.

385) No processo de reconhecimento e caracterização das asfixias, faz-se primeiramente o:

a) diagnóstico específico e depois o genérico.
b) diagnóstico individual e depois o específico.
c) diagnóstico individual e depois o genérico.
d) diagnóstico individual e depois o específico.
e) n.d.a.

386) **Pelo direito penal, as asfixias são consideradas meio cruel, principalmente:**
a) devido à natureza insidiosa do crime.
b) pela desproporção de forças entre o criminoso e a vítima.
c) pelo tempo necessário à produção da morte.
d) pelos meios empregados.
e) n.d.a.

387) **Numa noite de muito calor, uma jovem usuária de cocaína apresentou, numa danceteria fechada, sem refrigeração ou ar-condicionado, quadro súbito de convulsões, com aumento de temperatura (41,5°C), além de pele avermelhada e quente. Evoluiu rapidamente para coma e óbito, constatando-se, como achados necroscópicos, necrose tubular aguda com depósitos de mioglobina nas túbulos distais e necrose centrolobular do fígado. Nesse caso, e sob o ponto de vista médico-legal, a morte foi provavelmente causada por:**
a) insolação.
b) intermação.
c) intoxicação (por cocaína).
d) insuficiência renal.
e) insuficiência hepática.
f) n.d.a.

388) **Para fins de identificação de carbonizados, o exame de DNA pode ser realizado a partir de material colhido mais segura e preferencialmente:**
a) das vísceras.
b) dos músculos.
c) dos cabelos.
d) do sangue periférico.
e) da própria pele.

389) As mortes por queimaduras têm como causa jurídica mais comum:
a) o suicídio.
b) o homicídio.
c) os acidentes.
d) o suplício.
e) n.d.a.

390) Nos grandes queimados, a terceira maior causa de complicação é:
a) insuficiência renal.
b) pulmão de choque.
c) septicemia.
d) broncopneumonia.
e) lesão de inalação.

391) Na classificação mais moderna das queimaduras, o termo "total" se refere às lesões:
a) que comprometem mais de 90% da superfície corporal.
b) que afetam mais de 75% da superfície corporal.
c) que destroem todos os planos da pele, incluindo os anexos cutâneos e a vascularização.
d) que correspondem às queimaduras de 4º grau.
e) duas estão corretas.
f) n.d.a.

392) Na passagem de corrente elétrica contínua ao longo do braço, o tecido que mais se aquece é:
a) ósseo.
b) muscular.
c) cutâneo.
d) nervoso.
e) n.d.a.

393) Na passagem transversal da corrente elétrica contínua através do braço, o local que mais se aquece é:
a) a pele.
b) os ossos.

c) os músculos.
d) o sangue.
e) n.d.a.

394) **A passagem da corrente elétrica contínua ao longo dos membros costuma causar lesões mais graves nos punhos e joelhos, fato explicado:**
   a) pela maior resistência dessas estruturas.
   b) pela concentração e proximidade dos nervos dessas regiões.
   c) pelo aumento do fluxo elétrico que passa por essas áreas.
   d) pela menor impedância.
   e) n.d.a.

395) **A contração muscular advinda do efeito excitatório da corrente elétrica pode ocasionar fraturas, localizadas com maior freqüência:**
   a) na epífise inferior do fêmur.
   b) na diáfise tibial.
   c) no carpo.
   d) no tarso.
   e) na epífise superior do úmero.

396) **Mais modernamente, a divisão conceitual de intermação e insolação se baseia:**
   a) na fonte de calor.
   b) no quadro clínico.
   c) nas alterações necroscópicas.
   d) nos dados da história.
   e) n.d.a.

397) **Nos enforcados, a dissecção do pescoço dever ser precedida pela abertura da cavidade:**
   a) torácica.
   b) abdominal.
   c) craniana.
   d) pericárdica.
   e) n.d.a.

398) Em casos de enforcamento, a dissecção do pescoço destina-se principalmente a:
a) estabelecer a causa da morte.
b) atestar a reação vital.
c) diferenciar com esganadura.
d) diferenciar com estrangulamento.
e) n.d.a.

399) Os enforcados são mais propensos à fratura de:
a) cartilagens aritenóides.
b) cornos superiores da cartilagem tireóide.
c) cornos menores do osso hióide.
d) corpo da cartilagem cricóide.
e) n.d.a.

400) Feridas causadas por instrumentos perfurantes de médio calibre, situadas na face anterior do joelho, terão direção predominantemente:
a) sagital (longitudinal).
b) horizontal.
c) oblíqua.
d) indeterminada.
e) n.d.a.

401) A equimose retrofaríngea de Brouardel é vista mais comumente em:
a) afogamentos.
b) estrangulamentos.
c) enforcamentos.
d) esganaduras.
e) n.d.a.

402) Uma criança, presa pelo pescoço entre as barras verticais de seu berço, fica com o corpo pendente até sobrevir a morte, que, nesse caso, pode ser debitada mais especificamente a:
a) estrangulamento.
b) enforcamento.

c) esganadura.
d) asfixia.
e) ação contundente (das barras).

403) **A linha argêntica é vista tipicamente nos:**
a) estrangulamentos.
b) enforcamentos.
c) esganaduras.
d) envenenamentos.
e) n.d.a.

404) **No diagnóstico diferencial de enforcamento e estrangulamento, são importantes os seguintes aspectos quanto ao sulco cervical, com exceção de:**
a) continuidade.
b) apergaminhamento.
c) posição.
d) inclinação.
e) número.
f) n.d.a.

405) **Num caso de morte por fadiga, esperam-se encontrar, na necropsia, os seguintes achados, exceto:**
a) rigidez cadavérica precoce.
b) putrefação acelerada e intensa.
c) friabilidade muscular.
d) escurecimento do sangue.
e) todas estão corretas.

406) **As veias jugulares podem ser obliteradas com uma compressão local de:**
a) 2 kg.
b) 5 kg.
c) 8 kg.
d) 11 kg.
e) 15 kg.

407) A chamada "asfixia sexual", vista mais comumente em estrangeiros, é geralmente conseqüência de:
a) estrangulamento.
b) esganadura.
c) enforcamento.
d) envenenamento.
e) intoxicação por monóxido de carbono.

408) Em um enforcado, são fatores que podem levar à hipótese errônea de dissimulação de homicídio, exceto:
a) a distribuição dos livores na região dorsal.
b) a presença de escoriações ou equimoses junto ao sulco cervical.
c) o tipo completo de enforcamento.
d) a secção superficial do punho.
e) n.d.a.

409) São fenômenos cadavéricos típicos do enforcamento completo, exceto:
a) cianose facial.
b) livores hipostáticos nos membros inferiores e nas extremidades dos superiores.
c) equimoses pós-mortais e púrpura hipostática nos pés, pernas, mãos e antebraços.
d) rigidez muscular apendicular inferior tardia.
e) putrefação seca na metade superior do corpo.

410) São sinais gerais de asfixia, exceto:
a) congestão polivisceral.
b) fluidez do sangue.
c) espuma nasal.
d) manchas de Tardieu.
e) aparecimento de hipóstases.

411) O sinal de Dotto se relaciona mais comumente com:
a) estrangulamento.
b) enforcamento.

c) esganadura.
d) envenenamento.
e) n.d.a.

412) Em qual modalidade de asfixia o componente nervoso é um dos mais importantes mecanismos de morte?
a) esganadura.
b) enforcamento.
c) estrangulamento.
d) afogamento.
e) n.d.a.

413) Qual é a modalidade de asfixia que mais freqüentemente se acompanha de lesões contusas vistas na pele do pescoço fora do sulco?
a) enforcamento.
b) esganadura.
c) estrangulamento.
d) intoxicação por monóxido de carbono.
e) n.d.a.

414) Com relação aos fenômenos cadavéricos dos asfixiados, é incorreto afirmar:
a) exceto nos afogados, o resfriamento corporal é mais lento que o habitual.
b) de maneira geral, a rigidez cadavérica é de instalação precoce, porém de duração fugaz.
c) as manchas de hipóstase costumam ser abundantes e bastante escuras, formando-se tardiamente.
d) nas intoxicações por monóxido de carbono, as manchas de hipóstase são mais claras.
e) a posição das manchas de hipóstase pode variar em função da modalidade de asfixia.
f) a putrefação é mais pronta, com exceção dos intoxicados por monóxido de carbono.

415) **Quanto às lesões cervicofaciais produzidas pelos enforcamentos, estrangulamentos e esganaduras, podemos dizer que geralmente:**
   a) nas esganaduras, as lesões vasculares do pescoço são ainda mais raras que as encontradas nos enforcamentos e estrangulamentos.
   b) nos enforcamentos, a infiltração hemorrágica dos tecidos moles é mais freqüente, apresentando a mesma distribuição em todo o perímetro dos planos internos do pescoço.
   c) no estrangulamento, as lesões vasculares do pescoço costumam ser unilaterais.
   d) no estrangulamento e na esganadura, a face se apresenta mais comumente pálida.
   e) fraturas do aparelho laríngeo são mais comuns no estrangulamento do que na esganadura.
   f) nos enforcamentos, as lesões vasculares são vistas adjacentes ao nó.
   g) n.d.a.

416) **O sinal de Tarsitano relaciona-se com:**
   a) envenenamento.
   b) ordem de produção das feridas incisas.
   c) asfixias.
   d) lesões contusas.
   e) n.d.a.

417) **Nas asfixias, a congestão polivisceral se faz de maneira proeminente nos seguintes órgãos, exceto:**
   a) no mesentério.
   b) no baço.
   c) no fígado.
   d) nos pulmões.
   e) no ventrículo direito do coração.

418) **O sinal de Brouardel é mais tipicamente encontrado:**
   a) nos afogamentos.
   b) nas esganaduras.
   c) nos envenenamentos.

d) nas lesões contusas causadas por martelo.
e) nas fraturas ocasionadas por acidentes de trânsito.
f) n.d.a.

419) **As manchas de Paltauf são vistas tipicamente nos:**
a) envenenamentos.
b) enforcamentos.
c) esganaduras.
d) afogamentos.
e) acidentes por cinto de segurança.
f) n.d.a.

420) **Nos afogados, o sinal de Wydler é importante por indicar:**
a) o mecanismo de morte.
b) reação vital.
c) a possibilidade de óbito em latrinas.
d) o tempo de morte.
e) n.d.a.

421) **Nos afogados em água doce, o único resultado laboratorial que se apresenta elevado ao se analisar o sangue do ventrículo esquerdo é:**
a) número de hemácias.
b) dosagem de hemoglobina.
c) densidade do sangue.
d) grau de crioscopia.
e) condutibilidade elétrica.
f) hematócrito.
g) n.d.a.

422) **Com relação à intoxicação por monóxido de carbono, assinale a errada:**
a) a rigidez cadavérica é precoce, pouco intensa e de menor duração.
b) as manchas de hipóstase são claras.
c) a face tem tipicamente uma tonalidade rósea.
d) o sangue é fluido e rosado.
e) a putrefação é tardia.
f) os pulmões e as outras vísceras têm tonalidade escura.

423) Nos corpos em adiantado estado de decomposição, encontrados submersos total ou parcialmente na água, o diagnóstico de afogamento poderá ser confirmado de maneira mais eficiente:
   a) pelo conteúdo da árvore traqueobrônquica.
   b) pelo material da luz gástrica.
   c) pelos sinais asfíxicos dos pulmões.
   d) pela pesquisa da medula óssea.
   e) n.d.a.

424) Nos afogados, o exame do plâncton pode auxiliar:
   a) na avaliação do tempo de submersão.
   b) na determinação da identidade da vítima.
   c) no diagnóstico do local do afogamento.
   d) no estabelecimento da causa jurídica da morte.
   e) n.d.a.

425) Nos afogados, as lesões por arrastamento se situam mais comumente nos locais a seguir mencionados, com exceção de:
   a) testa.
   b) dorso das mãos.
   c) joelhos.
   d) face superior dos pés.
   e) costas.

426) No espectro equimótico de Legrand du Saulle, a cor azulada se deve à:
   a) hemossiderina.
   b) hematoidina.
   c) hematina.
   d) hemoglobina.
   e) n.d.a.

427) Na confirmação de afogamento, o encontro de algas diatomáceas tem valor diagnóstico quando o material examinado provier dos seguintes locais menciônados a seguir, com exceção de:

a) medula óssea.
b) pulmões.
c) sangue cardíaco.
d) fígado.
e) baço.

428) São reações vitais dos afogados as alternativas a seguir mencionadas, exceto:

a) o encontro de alimentos parcialmente digeridos na luz dos brônquios.
b) manchas de Paltauf.
c) enfisema aquoso.
d) cogumelo de espuma.
e) destacamento em luva da pele dos dedos e das unhas.
f) presença de "cabeça de negro".
g) duas são incorretas.
h) três são incorretas.

429) Como indicativo de reação vital, o sinal menos valioso no caso dos afogados é:

a) o achado de líquido no estômago.
b) o cogumelo de espuma.
c) as manchas de Paltauf.
d) as manchas de Tardieu.
e) enfisema aquoso.

430) Com relação aos fenômenos cadavéricos, os afogados diferem dos outros asfixiados por apresentarem os enunciados a seguir:

a) o resfriamento corporal é mais rápido.
b) as hipóstases são mais precoces e mais vermelhas.
c) os livores localizam-se inicialmente na cabeça e face anterior do tórax.
d) dentro da água, a putrefação é retardada.
e) as cavidades pleurais podem conter líquido serossanguinolento.
f) pela embebição tecidual, há alteração da rigidez cadavérica.
g) todas estão corretas.

431) O cogumelo de espuma é visto:
a) somente nos afogados.
b) somente nos afogados e enforcados.
c) somente nos asfixiados.
d) somente nos asfixiados e fulminados.
e) n.d.a.

432) O sinal de Bernt é visto tipicamente:
a) nos estrangulados.
b) nos afogados.
c) nos envenenados por cianeto.
d) nos fulminados.
e) nos eletrocutados.

433) A intoxicação pelo monóxido de carbono está relacionada com:
a) sulfoemoglobina.
b) metemoglobina.
c) citocromoxidase.
d) carboxiemoglobina.
e) carbaminoemoglobina.
f) n.d.a.

434) Lesões amareladas e secas da mucosa gástrica são sugestivas de ingestão de:
a) ácido sulfúrico.
b) ácido nítrico.
c) ácido clorídrico.
d) amônia.
e) soda cáustica.

435) Lesões esbranquiçadas da mucosa esofagiana e pardo-avermelhadas da mucosa gástrica, em paciente com história de grave hipocalcemia, convulsões, parada respiratória e morte (que ocorre rapidamente), sugerem ingestão de:
a) ácido nítrico.
b) ácido clorídrico.

c) soda cáustica.
d) ácido oxálico.
e) amônia.

436) **Necrose transmural do esôfago, de instalação imediata, e do estômago, de cor muito escura, quase negra, sugerem ingestão de:**
a) ácido nítrico.
b) soda cáustica.
c) ácido oxálico.
d) amônia.
e) n.d.a.

437) **Lesões pardo-acinzentadas e enegrecidas da mucosa gástrica com perfuração da parede do estômago sugerem ingestão de:**
a) ácido nítrico.
b) ácido sulfúrico.
c) ácido oxálico.
d) amônia.
e) n.d.a.

438) **Na ingestão de cáusticos, o segmento mais comumente lesado é:**
a) boca.
b) esôfago.
c) estômago.
d) duodeno.
e) jejuno.

439) **O sinal de Janesie-Jeliac é encontrado:**
a) nos envenenamentos.
b) nas lesões contusas por martelo.
c) nas queimaduras.
d) nas asfixias.
e) n.d.a.

440) Enquanto estavam em bueiros, trabalhadores foram surpreendidos pela morte, cuja causa é, às vezes, relacionada com:
a) confinamento.
b) intoxicação por monóxido de carbono.
c) envenenamento por ácido cianídrico.
d) sufocação indireta.
e) sufocação direta.

441) Equivalente tóxico é a quantidade de veneno:
a) equivalente a 100 miliequivalentes.
b) para, por via endovenosa, matar 1 kg do animal considerado.
c) calculada em miliequivalentes por litro de água.
d) considerada em miliequivalentes por litro de sangue.
e) n.d.a.

442) A espectroscopia do sangue é utilizada principalmente nos casos de:
a) intoxicação por monóxido de carbono.
b) soterramento.
c) sufocação direta.
d) sufocação indireta.
e) afogamento.
e) n.d.a.

443) Qual é a explicação para a cor avermelhada das hipóstases de mortos expostos ao frio:
a) pela ação do frio, a oxiemoglobina dissocia-se pouco.
b) no frio, há maior retenção tecidual de oxigênio.
c) em ambientes com baixa temperatura, há maior pressão parcial de oxigênio atmosférico, que então se difunde através da pele.
d) somente duas estão corretas.
e) três estão corretas.
f) n.d.a.

444) Numa noite de temperaturas muito baixas, um indigente dormiu sob um caminhão, sendo na manhã seguinte, enquanto "dormia", atropelado por ele, que passou por cima dos seus membros inferiores e abdome. Desejando-se saber se a vítima já estava morta bem antes do acidente, podem ser apontados alguns fatores que favorecem a morte pelo frio, fazendo exceção:
   a) espuma sanguinolenta nas vias respiratórias.
   b) hipóstases vermelho-claras.
   c) rigidez cadavérica intensa e duradoura.
   d) disjunção das suturas cranianas.
   e) congestão polivisceral.
   f) úlceras de Mischnevsky.
   g) dilatação e congestão das cavidades cardíacas direitas.
   h) aspecto anserino da pele.
   i) ausência de reação vital nos locais traumatizados pelo caminhão.
   j) todas estão corretas.

445) O teste de Iturrioz é utilizado em casos de:
   a) afogamento.
   b) intoxicação por monóxido de carbono.
   c) homicídio por arma de fogo.
   d) envenenamento por cianeto.
   e) n.d.a.

446) Para a identificação do atirador, é mais confiável o método que utiliza:
   a) o teste de Iturrioz.
   b) a identificação química de resíduos de combustão da pólvora.
   c) o reativo de Griess.
   d) a pesquisa dos resíduos da espoleta.
   e) n.d.a.

447) No atirador, os resíduos de combustão da pólvora e da espoleta atingem mais comumente:
   a) o punho.
   b) o indicador.
   c) a palma da mão.
   d) os leitos subungueais.
   e) n.d.a.

448) Em vísceras maciças, os orifícios de entrada produzidos por projétil de arma de fogo têm geralmente forma:
   a) circular.
   b) oval.
   c) estrelada.
   d) irregular.
   e) n.d.a.

449) As espingardas são usadas preferencialmente para a caça porque os grãos de chumbo:
   a) têm maior poder de penetração do que os projéteis únicos.
   b) alcançam maior velocidade do que os projéteis únicos.
   c) possuem maior poder letífero do que os projéteis únicos.
   d) apresentam maior dispersão do que os projéteis únicos.
   e) n.d.a.

450) Durante o seu curso no interior do cano, o projétil adquire a raiação por causa mais diretamente:
   a) das próprias raias.
   b) dos cheios.
   c) dos cavados.
   d) das irregularidades próprias da usinagem do cano.
   e) n.d.a.

451) A rosa de tiro é dada:
   a) pelo aspecto circular ou oval que a zona de tatuagem produz.
   b) pela impregnação metálica da pele.

c) pela fumaça e por detritos de carvão depositados ao redor do orifício de entrada.
d) pela combinação da zona de esfumaçamento com a de tatuagem.
e) n.d.a.

452) **Nas lesões por tiros de espingarda, a distância do disparo (em metros) pode ser grosseiramente calculada:**
a) dobrando-se ou triplicando-se o diâmetro da rosa de tiro (em centímetros).
b) triplicando-se ou quadruplicando-se o diâmetro da rosa de tiro (em centímetros).
c) quadruplicando-se ou quintuplicando-se o diâmetro da rosa de tiro (em centímetros).
d) dobrando-se ou quadruplicando-se o diâmetro da rosa de tiro (em metros).
e) n.d.a.

453) **Com relação às lesões por tiros de espingarda, assinale a falsa:**
a) nos disparos encostados, a lesão em "boca de mina" não é vista por causa do aspecto devastador da ferida.
b) nos tiros de curta distância, o orifício de entrada é tanto mais regular quanto próximo for o disparo.
c) é possível ver orla de tatuagem com tiros dados a uma distância média de 1,5 m.
d) a extrema gravidade dos ferimentos resulta de trajetos múltiplos, com lesão visceral variada.
e) todas estão corretas.

454) **Nos tiros de espingarda, a dispersão inicial dos projéteis depende:**
a) da forma do cano.
b) do comprimento do cano.
c) do diâmetro dos projéteis.
d) todas estão corretas.
e) n.d.a.

455) A zona de Fisch corresponde à:
a) orla de escoriação.
b) zona de tatuagem.
c) zona de esfumaçamento.
d) superposição das zonas de tatuagem e esfumaçamento.
e) aréola equimótica.

456) Residuograma é geralmente:
a) a quantificação dos resíduos metálicos deixados ao redor do orifício de entrada por projétil de arma de fogo.
b) a figura produzida por tiro de prova.
c) a identificação química dos resíduos de combustão lançados ao chão por ocasião do disparo.
d) a qualificação por eletrólise dos componentes da carga de um projétil.
e) n.d.a.

457) O reativo de Griess é empregado em casos de:
a) envenenamento.
b) suspeita de homicídio por arma de fogo.
c) asfixia por monóxido de carbono.
d) estudo da ordem de produção de lesões incisas.
e) n.d.a.

458) Assinale a errada:
a) nos tiros de espingarda, a bucha, quando encontrada, serve para caracterizar o calibre da arma.
b) nas espoletas *clean range*, a pesquisa de resíduos à base de chumbo, antimônio e bário é negativa.
c) o exame do estojo permite determinar o modelo de arma (automática ou semi-automática).
d) o diagnóstico individual da arma é feito com base na estriação lateral fina dos projéteis.
e) na pólvora negra, o salitre é o comburente (pois fornece o oxigênio) enquanto o carvão e o enxofre são combustíveis (já que queimam).
f) todas estão corretas.

459) Quanto aos projéteis múltiplos, assinale a errada:
   a) a sua força viva não é tão acentuada quanto a dos projéteis únicos.
   b) a sua forma não enseja uma penetração mais eficiente nos tecidos.
   c) as zonas de queimadura, esfumaçamento e tatuagem são comuns ao conjunto do disparo.
   d) sua ação letífera decorre mais do conjunto das múltiplas lesões do que da atuação individualizada de cada um deles.
   e) não são freqüentes os orifícios de saída.
   f) todas estão corretas.

460) São alterações causadas pelos elementos constitutivos do tiro aquelas que resultam da ação dos elementos a seguir citados, com exceção de:
   a) gases superaquecidos.
   b) chama da boca do cano.
   c) grânulos de pólvora incombusta.
   d) projétil propriamente dito.
   e) fumaça.

461) Microrraiação é:
   a) o mesmo que estriação lateral fina.
   b) o mesmo que raiação.
   c) o maior número de raias que algumas armas possuem.
   d) a análise da raiação ao microscópio.
   e) n.d.a.

462) As armas de porte são:
   a) fixas.
   b) móveis.
   c) semiportáteis.
   d) portáteis.
   e) n.d.a.

463) **Calibre real é:**
   a) o diâmetro da boca do cano da arma de fogo raiada, medido entre dois "cheios" opostos.
   b) o diâmetro da boca do cano da arma de fogo raiada, medido entre dois cavados.
   c) o diâmetro da arma de fogo raiada, medido na parte média do cano.
   d) o diâmetro do projétil entre dois "cheios".
   e) n.d.a.

464) **O sinal de Benassi é encontrado nas lesões:**
   a) perfurocontusas.
   b) contusas.
   c) cortocontusas.
   d) perfuroincisas.
   e) punctórias.
   f) n.d.a.

465) **Em sua formação sobre a pele, podem ser retidos pela roupa do vítima:**
   a) somente a zona de esfumaçamento.
   b) somente as zonas de esfumaçamento e tatuagem.
   c) somente as zonas de esfumaçamento, tatuagem e queimadura.
   d) somente as zonas de esfumaçamento, tatuagem e queimadura, incluindo-se a orla de enxugo.
   e) todas as zonas e todas as orlas.

466) **Feridas em sedenho são observadas com instrumentos:**
   a) contundentes.
   b) perfurocontundentes.
   c) cortantes.
   d) cortocontundentes.
   e) n.d.a.

467) **Com relação aos orifícios de entrada e de saída, assinale a incorreta:**

a) a orla de enxugo é interior à orla de escoriação.
b) às vezes, a orla de enxugo só é observada nas roupas da vítima.
c) a escoriação pode estar presente no orifício de saída.
d) o maior atrito da pele coincide com o ângulo agudo com que o projétil penetra nas incidências oblíquas.
e) a largura das orlas de escoriação e de enxugo aumenta conforme diminui o ângulo de incidência do projétil.
f) a aréola equimótica não é constante nem exclusiva do orifício de entrada.
g) todas estão corretas.

468) **A presença de um orifício de entrada localizado no hipocôndrio direito, de forma ovalada e sentido longitudinal, com orlas de escoriação e de enxugo mais largas no pólo inferior, sugere trajeto com lesão de:**
a) fígado, diafragma e pulmão direito.
b) bexiga, artéria femoral e musculatura da coxa direita.
c) cólon direito, estômago e baço.
d) fígado, diafragma e pulmão esquerdo.
e) n.d.a.

469) **Qual é a modalidade de asfixia em que mais comumente se observam lesões de defesa:**
a) estrangulamento.
b) enforcamento.
c) esganadura.
d) afogamento.
e) n.d.a.

470) **A contusão cerebral se manifesta mais comumente por alteração tecidual caracterizada por:**
a) afundamento.
b) laceração.
c) hemorragia.
d) esmagamento.
e) edema.
f) concussão.
g) n.d.a.

471) O sinal de Lates e Tojo refere-se a lesões causadas por:
a) envenenamento.
b) queimaduras.
c) eletroplessão.
d) fulminação.
e) n.d.a.

472) É considerado indício de lesão corporal leve:
a) dor.
b) tonteira.
c) mal-estar.
d) fraqueza.
e) crise nervosa com choros e soluços.
f) desmaio histérico.
g) realização de tatuagem em menores.

473) Tiro em localização não-mortal seguido de óbito caracteriza lesão:
a) leve.
b) grave.
c) gravíssima.
d) corporal seguida de morte.
e) homicídio culposo.

474) O sinal de Ambroise Paré é resultante de lesão:
a) asfíxica.
b) contusa.
c) química (envenenamento).
d) física (elétrica).
e) n.d.a.

475) O sinal de Amussat é resultante de lesão:
a) incisa.
b) asfíxica.
c) contusa.
d) cortocontusa.
e) física (elétrica).

476) Na identificação direta de uma arma de fogo, são importantes as seguintes alternativas com relação a ela, com exceção de seu:
   a) calibre.
   b) número de série.
   c) fabricante.
   d) tipo.
   e) escudo.
   f) n.d.a.

477) Em qual das modalidades de asfixia a língua atua como mecanismo preponderante de obstrução respiratória?
   a) esganadura.
   b) estrangulamento.
   c) afogamento.
   d) enforcamento.
   e) n.d.a.

478) Qual é a modalidade de asfixia que exibe a procidência da língua como sinal típico?
   a) esganadura.
   b) enforcamento.
   c) afogamento.
   d) estrangulamento.
   e) n.d.a.

479) No diagnóstico diferencial entre enforcamento verdadeiro e simulação de suicídio, são de auxílio os seguintes fatores, com exceção de:
   a) sufusões hemorrágicas abaixo do lábio inferior do sulco.
   b) localização das hipóstases.
   c) linha argentina.
   d) otorragia.
   e) espuma sanguinolenta pelas narinas.

480) São situações em que pode ocorrer sufocação indireta, exceto:
a) infanticídio.
b) atentado sexual com homicídio.
c) desmoronamentos.
d) desabamentos.
e) aglomerações de pessoas.
f) oclusão acidental da glote por aspiração de material estranho.

481) Num desmoronamento com vítimas fatais, ensejam diagnóstico diferencial com soterramento as mortes causadas pelas alternativas seguintes, com exceção de:
a) confinamento.
b) sufocação direta.
c) sufocação indireta.
d) agentes contundentes.
e) intermação.
f) insolação.
g) todas são corretas.

482) Constitui situação mais freqüente de soterramento:
a) desmoronamento.
b) desabamento.
c) abalroamento.
d) duas estão corretas.
e) n.d.a.

483) O fígado asfíxico de Etienne Martin é visto mais típica e comumente:
a) nos estrangulamentos.
b) nos afogamentos.
c) nas esganaduras.
d) na intoxicação por monóxido de carbono.
e) n.d.a.

484) Nos afogados, são achados necroscópicos dos pulmões as seguintes alternativas, com exceção de:
a) menos elásticos.
b) aumentadas.

c) crepitantes.
d) com marcas de costelas.
e) manchas de Tardieu.
f) manchas de Paltauf.
g) grande quantidade de líquido aos cortes.
h) n.d.a.

485) **Com relação ao fígado asfíxico de Etienne Martin, observam-se as alternativas a seguir, exceto:**
a) está geralmente aumentado.
b) a cor é freqüentemente vermelho-clara.
c) é tipicamente encontrado nos afogamentos.
d) deve-se à hipertensão da pequena circulação.
e) o fenômeno patológico predominante é a congestão.

486) **Com relação ao mecanismo pelo qual se explica a morte nos afogados brancos, assinale a falsa:**
a) espasmo de glote.
b) reflexo vagal.
c) hidrocussão.
d) choque térmico.
e) n.d.a.

487) **O afogamento por ação criminosa em episódios de tortura é geralmente do tipo:**
a) completo.
b) incompleto.
c) secundário.
d) hidrocussão.
e) semi-afogamento.
f) n.d.a.

488) **Nos afogados em água doce, a causa final de morte é:**
a) insuficiência respiratória.
b) fibrilação ventricular.
c) hemoconcentração com coagulação intravascular disseminada.
d) hemodiluição.
e) n.d.a.

489) Com relação aos demais tipos de asfixia (excluindo-se a intoxicação por monóxido de carbono), o sangue dos afogados, de maneira geral, é diferente porque:
a) é mais claro.
b) é mais fluido.
c) é quase que totalmente incoagulável.
d) duas estão corretas.
e) três estão corretas.
f) n.d.a.

490) A entorse ocorre mais comumente na articulação:
a) escápulo-umeral.
b) do joelho.
c) tíbio-társica.
d) do punho.
e) n.d.a.

491) A articulação mais propensa à luxação é a:
a) interfalangiana distal.
b) escapuloumeral.
c) tibiotársica.
d) do joelho.
e) do cotovelo.
f) n.d.a.

492) As articulações mais predispostas à luxação aberta são:
a) as grandes.
b) as médias.
c) as pequenas.
d) indeterminado.
e) n.d.a.

493) A luxação é mais comum na seguinte faixa etária:
a) crianças.
b) idosos.
c) adultos de média idade.
d) recém-nascidos.
e) n.d.a.

494) O sinal de Chavigny se aplica aos casos de:
   a) envenenamento.
   b) enforcamento.
   c) esganadura.
   d) afogamentos.
   e) lesões incisas.
   f) n.d.a.

495) O valor médico-legal de uma bossa sangüínea está em:
   a) atestar reação vital do recém-nascido.
   b) indicar a gravidade da lesão.
   c) sugerir a natureza jurídica do crime.
   d) estabelecer o prognóstico de possível traumatismo cranioencefálico.
   e) n.d.a.

496) A esganadura é classificada como asfixia:
   a) pura.
   b) mista.
   c) complexa.
   d) não-mecânica.
   e) n.d.a.

497) As asfixias complexas são fisiopatologicamente definidas em função:
   a) de fenômenos respiratórios e circulatórios que se sobrepõem em graus variados.
   b) da presença de hipercapnia e anoxemia, sem a participação de alterações circulatórias.
   c) de perturbações circulatórias, primeiramente seguidas de alterações respiratórias com anoxemia e hipercapnia.
   d) de obstrução respiratória por corpos estranhos, com hipercapnia e anoxemia.
   e) n.d.a.

498) Com relação às correntes elétricas contínuas e alternadas, assinale a errada:
a) em igualdade de condições, as correntes contínuas e alternadas pouco se distinguem em seu efeito nocivo.
b) nas correntes alternadas, importa muito a sua freqüência.
c) quanto maior a freqüência de uma corrente alternada, menor será a nocividade elétrica, apesar de sua tensão elevada.
d) as correntes alternadas de alta freqüência são usadas para fins terapêuticos.
e) a freqüência é também uma propriedade das correntes elétricas contínuas.
f) quatro estão corretas.

499) Na falta de cinto de segurança, os possíveis pontos de impacto para o condutor do veículo são:
a) fronte, tórax, joelho e pés.
b) fronte, tórax, abdome e joelhos.
c) tórax, pescoço, joelhos e pés.
d) pelve, fronte, joelhos e pés.
e) n.d.a.

500) Lesão penetrante da cavidade pleural, sem comprometimento visceral, tratada com drenagem de pneumotórax, evoluindo para total recuperação, sem complicações clínicas, é indicativa de lesão juridicamente:
a) leve.
b) grave.
c) gravíssima.
d) indeterminada.
e) n.d.a.

RESPOSTAS COMENTADAS

1) Resposta: letra e

Projéteis de ponta oca causam lesões perfurocontusas, devido ao fato de serem deformáveis. Chamados genericamente de bala "dum-dum", nome cunhado durante a guerra de independência da Índia, na localidade de Dum-Dum, os projéteis deformáveis são utilizados para incapacitar um oponente assim que ele é atingido (poder de parada). Quanto maior o calibre e mais plana a extremidade do projétil, maior o poder de parada, pois nesses casos há pouca penetração, mas grande transferência de energia cinética no momento do impacto. Com esse objetivo, reveste-se a ponta dos projéteis ocos com uma jaqueta de alumínio (*silver tip*), que se deforma rapidamente, mesmo contra superfícies mais macias, produzindo-se então lesões perfurocontusas[11]. Vale lembrar que "perfurocontundente" é a denominação dada para o instrumento lesivo, enquanto perfurocontusa é a lesão causada por ele.

2) Resposta: letra c

Lesões incisas localizadas em regiões de valor estético, como rosto, coxa e mama, sugerem crime passional, de conotação sexual, podendo apontar envolvimento homossexual, quando a vítima é de sexo masculino[22].

3) Resposta: letra d

Várias são as formas de energia que podem atuar no corpo para produzir lesões. Citam-se a energia térmica, a elétrica e a barométrica como meios físicos causadores de queimaduras, fulminação e mal dos caixões, respectivamente. Asfixia, choque e inanição são exemplos típicos de situação com lesões respectivamente relacionadas com meios físico-químico, biodinâmico e bioquímico. No caso da fadiga, a energia é mista, pois estão envolvidos fatores bioquímicos e biodinâmicos. Incluem-se nesta categoria as doenças parasitárias e as sevícias[1,9].

4) **Resposta: letra e**

As feridas causadas por projéteis de arma de fogo são perfurocontusas. Perfurocontundente é o nome do instrumento que as produz[7]. Da mesma maneira, as feridas causadas por instrumentos perfurantes são mais apropriadamente chamadas de punctórias (e não perfurantes), enquanto as determinadas por instrumentos cortantes poderiam ser denominadas incisas (e não cortantes), apesar das objeções de França[9].

5) **Resposta: letra e**

Por aumento da permeabilidade vascular, ocorre transudação plasmática com aumento de líquido intersticial, caracterizando o edema[15].

6) **Resposta: letra d**

É o exame da ferida que levará ao seu diagnóstico, que, nesse caso, basear-se-á muito provavelmente no encontro de lesão punctória da pele, associada a um trajeto mais ou menos profundo, às vezes acompanhado de um orifício de saída[11]. Embora também remeta a *punctum* (do latim, ponto)[17], a denominação "punctória" parece ser mais adequada que "puntiforme", pois nem sempre as feridas produzidas por instrumentos perfurantes, especialmente os de médio calibre, têm a forma de um ponto[6], conforme preconizam as Leis de Filhos e Langer[7]. Alguns autores[1,9], entretanto, tomam "puntiforme" e "punctória" como sinônimos. Embora Teixeira[22] adote a denominação "perfurante" para ferida punctória, deve ser lembrado que perfurante é o instrumento.

7) **Resposta: letra b**

Assim como as unhas, que também podem eventualmente ser colocadas nesta categoria traumática[1], os dentes incisivos constituem exemplos interessantes de instrumentos cortocontundentes[9], pois possuem ação cortante aliada à força dos músculos mastigadores. Porém, tanto os dentes como as unhas causam mais freqüentemente lesões contusas, traduzidas por equimoses bicôncavas (correspondentes às arcadas dentárias) e escoriações semilunares (marcas ungueais)[2,21,22]. Qualquer que seja o caso, vale lembrar que serão as características da lesão, examinadas pelo médico, que conduzirão ao diagnóstico final da ferida, cuja forma deverá ainda ser levada em consideração quando se discutir se existe nexo causal com o instrumento incriminado ou suspeito.

8) Resposta: letra a

O diagnóstico médico-legal será definido pelo exame da ferida, que nesse caso se apresentará provavelmente como uma lesão perfuroincisa, já que o punhal é instrumento de ponta e gumes[9]. Uma vez que a ferida, em si mesma, não tem a capacidade de cortar (nem de perfurar ou contundir), a denominação perfurocortante é algo inapropriada para esta lesão[7]; com isso em mente, deixaríamos de falar em feridas "perfurantes", "contundentes", "perfurocontundentes" e "cortocontundentes", como às vezes acontece na descrição de alguns autores[9,22].

9) Resposta: letra c

O machado é exemplo de instrumento cortocontundente, pois alia a presença de um gume com a aplicação de uma grande força[2]. As lesões cortocontusas são em geral de extrema gravidade e mesmo mortais[22], fazendo diagnóstico diferencial com as feridas contusas e incisas[1,9]: quando comparadas com as primeiras, não apresentam pontes teciduais íntegras; com relação às segundas, não exibem as caudas de escoriação, sendo também muito mais profundas[21]. De qualquer modo, é o exame da ferida que conduzirá ao seu diagnóstico, e não o instrumento mecânico, já que ele age de diferentes modos conforme a situação. O machado, por exemplo, pode atuar do lado contrário ao gume, quando então muito provavelmente acarretará uma ferida contusa.

10) **Resposta: letra c**

Do ponto de vista médico-legal, houve morte por estrangulamento[6] que, por causa da obstrução respiratória (componente físico), determina alterações dos gases sangüíneos (com diminuição do oxigênio e aumento do gás carbônico – componente químico)[9], as quais levam à asfixia (meio físico-químico)[23], nesse caso chamada de mecânica[2]. É por este motivo que as mortes devidas à intoxicação por monóxido de carbono ou ao confinamento não são chamadas de asfíxicas por alguns autores[4,22], visto que, principalmente com relação às primeiras, é um mecanismo químico (envenenamento) que atua letalmente.

11) **Resposta: letra e**

As lesões cutâneas que se acompanham de arrancamento de partes moles podem ser chamadas de lacerocontusas[2,4]. Não só diferem das feridas contusas quanto à forma, mas também implicam em um outro mecanismo de produção (tração) e um quadro clínico mais grave (hemorragia profusa)[22]. França[9], no entanto, não concorda com essa denominação, pois segundo ele não há instrumentos lacerocontundentes. Por outro lado, não é só porque romperam a pele que essas lesões podem ser chamadas de cortocontusas: mesmo que tenham por exemplo uma forma linear que lembre a ação de um instrumento cortocontundente ou cortante, elas muito provavelmente serão consideradas como feridas contusas, principalmente se revelarem pontes teciduais íntegras e ausência da cauda de escoriação (além de outras características)[1]. Para o diagnóstico final da ferida, valerão as características da lesão, a ser examinada pelo médico legista, que considerará os possíveis diferenciais. Quanto à alternativa "d", vale lembrar que cortocontundente é o instrumento, não a lesão.

12) **Resposta: letra d**

Na inanição, está envolvida, na produção de lesões, a energia bioquímica[1], que também está relacionada com doenças carenciais, intoxicações alimentares, auto-intoxicações e infecções[9].

13) Resposta: letra c

Nas asfixias, está envolvida a energia físico-química, pois são a obstrução respiratória (componente físico) e as alterações gasosas do sangue daí resultantes (fator químico, com diminuição do oxigênio e aumento do gás carbônico)[9] que levam à morte. Por causa do impedimento respiratório, as asfixias assim produzidas são geralmente chamadas "mecânicas"[2], diferindo, portanto, das mortes devidas à intoxicação por monóxido de carbono ou ao confinamento, onde está envolvida a energia química como mecanismo letal[4,22].

14) Resposta: letra b

Os instrumentos lesivos podem também ser chamados de armas[9], classificáveis em: propriamente ditas (punhais, espadas), eventuais (facas, canivetes, navalhas, machados) e naturais (punho, pés, dentes). Quando se consideram apenas os agentes contundentes, são empregados, por Carvalho[4], os termos: meios naturais, eventuais e usuais, enquanto Almeida Jr.[2] os classifica em órgãos naturais, instrumentos usuais e instrumentos ocasionais.

15) Resposta: letra e

Os pés, a cabeça e o joelho são considerados órgãos naturais de defesa ou ataque[2], aos quais Carvalho[4] denomina indistintamente "meios" ou "armas naturais".

16) Resposta: letra a

O joelho e o florete são classicamente referidos como instrumentos contundentes e perfurantes, respectivamente[9]. Além dos projéteis de arma de fogo, são considerados instrumentos perfurocontundentes, os guarda-chuvas (com suas pontas)[7], pedaços alongados de madeira e certas grades e flechas[11].

17) Resposta: letra a

A navalha é mencionada como protótipo de instrumento cortante pela maioria dos autores[2,4,9].

18) Resposta: letra c

Devido às escoriações que as unhas podem mais comumente produzir, elas são geralmente classificadas como instrumentos contundentes[2,4,9]. Incomumente, quando bem compridas e afiadas, as unhas podem também originar feridas cortocontusas[1]. É o legista quem vai decidir, com base nas características das lesões, o diagnóstico final da ferida, apontando, na discussão, se sua forma é compatível com o instrumento incriminado ou suspeito.

19) Resposta: letra b

Para se obter uma ferida em botoeira, com dois ângulos agudos nas extremidades, é necessário que o instrumento perfurocortante seja de dois gumes, segundo comenta a 1ª Lei de Filhos[2]. Quanto à alternativa "a", o gume não-cortante deixará, em correspondência, uma extremidade arredondada na ferida perfuroincisa, que então pode ser diferenciada da lesão punctória. Na alternativa "c", vale lembrar que é a 1ª Lei de Filhos que trata da forma (e não da direção) assumida pelas feridas punctórias causadas por instrumentos perfurantes de médio calibre[7].

20) Resposta: letra b

Em função da musculatura longitudinal externa, a serosa apresentará soluções de continuidade alongadas e longitudinais às curvaturas gástricas, quando produzidas por instrumentos perfurantes de médio calibre[8,21].

21) Resposta: letra b

Os eritemas e os edemas traumáticos são classificados como lesões leves[1], ainda que alguns autores assim não o considerem[11].

22) Resposta: letra d

O afastamento das bordas é devido à elasticidade e tonicidade dos tecidos, sendo maior em regiões intimamente relacionadas com a musculatura subjacente, como no pescoço[2]. É fenômeno vital, não determinado pelas Leis de Filhos e Langers, que se aplicam às feridas punctórias[7].

23) Resposta: letra d

Com a ação cortante, as fibras musculares são seccionadas, cessando então o efeito retrátil que elas poderiam ter se tivessem permanecido íntegras[6]. Assim, a direção da lesão ficará dependente da posição com que o agente lesivo penetra no estômago.

24) Resposta: letra e

Devido ao gume (elemento cortante) e à força viva (fator contundente) com que atinge o pescoço da vítima, a guilhotina é geralmente classificada como instrumento cortocontundente[6]. Desprezando o fato de não haver deslizamento (que pode até estar presente, se a lâmina tiver perfil inclinado), alguns autores[2,21] consideram-na como instrumento cortante, atuando somente por pressão, quando então descrevem-se a degola e a decapitação como modalidades de ferida incisa[11]. Seja como for, para o diagnóstico do tipo de ferimento valerão as características da lesão, principalmente as das bordas[9], que serão geralmente equimosadas no caso das feridas cortocontusas[7]. Será ainda mais significativo considerar, na discussão, se as características da ferida são compatíveis com o instrumento incriminado ou suspeito.

25) Resposta: letra a

A atuação das linhas de força é própria do ser vivente[22], muito embora elas ainda possam ser importantes logo após a morte, pois foi assim que Filhos e Langer as estudaram, utilizando-se de cadáveres[11]. As Leis de Filhos e Langer se aplicam somente às feridas causadas por instrumentos perfurantes de médio calibre, pois eles distendem as fibras teciduais sem cortá-las ou seccioná-las[5,7]. Gomes[10] e Croce[5] fazem, porém, menção aos projéteis de arma de fogo que, atirados de longe, podem produzir ferimento linear, semelhante à lesão causada por instrumento perfurante, limitando-se a afastar algumas fibras cutâneas, em vez de seccioná-las. Também são referidos os orifícios de saída causados por projéteis de alta energia que, por causa do efeito expansivo da cavidade temporária, podem preservar algumas fibras teciduais, determinando uma ferida cutânea biconvexa, com dois ângulos relativamente nítidos, cuja direção tende a ser paralela às linhas de força da região[11]. Mesmo com instrumentos cortantes, as linhas de força estão relacionadas: se seccionada transversalmente a elas, uma ferida incisa terá bordas muito mais afastadas[22].

26) Resposta: letra e

As dentadas são consideradas como causa de feridas cortocontusas. Como os facões, o machado e a foice, também os dentes possuem uma energia mecânica considerável, associada ao poder de corte dos incisivos[1].

27) Resposta: letra b

Trata-se de uma lesão lacerocontusa, determinada por uma força de tração, que rasga e arranca os tecidos do couro cabeludo[2]. Embora criticada por França[9], tal denominação pode ser útil na medida em que traduz mecanismos diferentes de atuação (tração), acarretando às vezes (como, por exemplo, nos acidentes de trânsito) algumas complicações decorrentes das lacerações teciduais, entre elas: hemorragias profusas[22].

28) Resposta: letra c

Os projéteis disparados de fuzis alcançam velocidades muito altas e, por causa disso, são dotados de alta energia. Para projéteis de arma de fogo, a velocidade é considerada baixa quando inferior a 300 m/s; média, até 600 m/s; e alta, acima desse limite[11].

29) Resposta: letra b

O aspecto apergaminhado resulta da desidratação pós-mortal assim como a ausência de crosta traduz falta de reação vital[21].

30) Resposta: letra e

Hemorragia, retração tecidual, reação inflamatória e espasmo cadavérico são fenômenos que indicam produção da lesão em vida (reação vital)[23].

31) Resposta: letra b

Faca e punhal são instrumentos perfurocortantes de um e dois gumes, respectivamente[1]. No primeiro caso, a ferida incisa terá um ângulo agudo e outro arredondado, correspondente à borda cega; com o punhal, a ferida possuirá dois ângulos agudos[5]. Faz-se, assim, o diagnóstico genérico do agente lesivo ("instrumento perfurocortante" – de um ou dois gumes), mas não o específico ("faca", "canivete" – pois um ferimento perfuroinciso de um só ângulo agudo, por exemplo, poderia ser causado por uma faca, um canivete etc.), muito menos o individual ("esta faca", "este punhal")[2,4].

32) Resposta: letra a

A máscara de Morestin se deve ao extravasamento de hemácias, desencadeado pelo súbito aumento da pressão venosa com ruptura vascular. Embora seja também denominada cianose cefalocervical[9], a máscara equimótica de

Morestin, vista tipicamente nas sufocações indiretas, nada mais é do que um fenômeno hemorrágico[2].

33) Resposta: letra b

Nem sempre são os instrumentos perfurantes os causadores de perfuração intestinal: podem determiná-la outros agentes, como os perfurocontundentes, os cortocontundentes e até os contundentes (diretamente por atrito e laceração)[3]. Independentemente de seu aspecto, todas essas feridas são genericamente chamadas "penetrantes", pois para serem provocadas, foi necessário que um instrumento (incluindo-se o contundente) entrasse pela ("penetrar = entrar por") cavidade corporal. Como o agente lesivo é "contundente", fica paradoxal falar-se em ação perfurante do instrumento; por outro lado, quando se diz que a exposição da luz intestinal foi determinada por penetração, esclarece-se que ela foi causada diretamente (e não indiretamente – por impacto da parede abdominal, sem abertura da cavidade peritoneal – como às vezes acontece)[9].

34) Resposta: letra c

A rotura das vísceras é mais própria dos instrumentos contundentes, que, agindo indiretamente (sem contato com elas), transmitem o seu impacto através do crânio e das paredes abdominais e torácicas, determinando soluções de continuidade na superfície dos órgãos[9]. São preferencialmente atingidas aquelas vísceras que, por sua posição ou seu volume, dificilmente podem escapar à ação traumática: fígado, baço, rins, pulmões, encéfalo[2]. Embora os instrumentos perfurocontundentes também possam em seu trajeto causar rupturas viscerais[1,4,21], são eles mais comumente relacionados com a produção interior de lesões e canais perfurocontusos (transfixação orgânica)[8]. Por sua própria natureza, os instrumentos perfurantes e cortantes não têm propensão a causar rupturas viscerais, pois eles não são habitualmente impactantes.

35) **Resposta: letra b**

A introdução de um instrumento alongado, fino e pontiagudo, como uma haste de madeira (*palo* em espanhol), no reto ou na vagina, constituía uma forma de suplício aplicada aos maometanos[2,24]. Atualmente, a empalação pode ocorrer acidentalmente nas práticas homossexuais, quando terá características contusas[9], já que nesses casos o instrumento lesivo provavelmente não será afilado. Teixeira[22], ao atribuir uma conotação passional a esse crime, coloca a empalação como modalidade de lesão perfurocontusa, que deveria ser assim chamada se efetivamente o instrumento lesivo tivesse uma ponta. Mais uma vez, vai importar para o diagnóstico médico-legal as características locais da ferida, que deverá ser correlacionada, pelo legista, com o potencial instrumento lesivo.

36) **Resposta: letra e**

A maioria dos autores define esgorjamento como a incisão mais ou menos profunda da parte anterior do pescoço[2,4,10]. Segundo Teixeira[22], entretanto, o termo mais apropriado para este tipo de lesão seria "degola", a qual, para alguns autores[7,11] refere-se à ferida incisa da nuca, enquanto a separação da cabeça é denominada decapitação[9].

37) **Resposta: letra e**

A segmentação corporal em quartos (esquartejamento) é uma atividade criminosa que requer a ação de um instrumento geralmente cortante[9]. Faz-se menção também ao espostejamento, modalidade cortocontusa de lesão, originada pela ação das rodas de um trem, com a redução da vítima a fragmentos corporais diversos e irregulares, causada por associação a agentes contundentes[5,11].

38) **Resposta: letra b**

Ao ato de entrar numa cavidade corpórea, dá-se o nome genérico de penetração, que pode (ou não) atingir as vísceras[22], causando-lhes lesões punctórias (no caso de instrumentos perfurantes que afetem o tubo digestivo) ou qualquer outro tipo de dano. Como se trata de uma lesão conceitualmente ligada às cavidades naturais do corpo, não é considerada "penetrante", por exemplo, uma facada que entra na região glútea até o cabo[1], embora Almeida Jr.[2] pudesse talvez assim chamá-la, tomando "penetrante" como sinônimo de "profunda". Seria preferível reservar o termo "penetração" para as lesões efetivamente graves[9], que realmente interessam às cavidades corporais[11].

39) **Resposta: letra b**

Mais comumente, o termo "ruptura" se relaciona com ação contundente indireta (sem contato orgânico) que, exercida sobre a parede abdominal, torácica ou craniana, determina soluções de continuidade das vísceras[9]. Ainda que o fígado tenha sido rompido, a ação instrumental que levou a isso foi a penetração, que nesse caso coincidiu com a natureza contundente do instrumento. Relacionada mais freqüentemente com as feridas punctórias, perfuroincisas e perfurocontusas[2,11,22], a penetração, entendida como ato instrumental de invadir as cavidades corpóreas, pode se verificar com energias mecânicas de qualquer tipo[3].

40) **Resposta: letra d**

Almeida Jr.[2] utiliza essa denominação para feridas que invadem e abrem uma cavidade natural do corpo.

41) **Resposta: letra b**

O ato de atingir as cavidades corporais, com o eventual comprometimento de vísceras, recebe o nome genérico de "penetração"[2]. A transfixação refere-se a um tipo especial de penetração, onde a ação perfurante através de um órgão origina um orifício de entrada, um trajeto e um orifício de saída: mesmo quando um braço, uma perna ou um pescoço é assim atingido, fala-se em ferida transfixante, apesar de não ter havido, nesse caso, invasão de cavidades corpóreas[3]. Na cavitação, a penetração do instrumento mecânico causa a abertura da pleura, do pericárdio ou peritônio[24].

42) Resposta: letra a

A noção de trajeto pressupõe a ação de elemento que se aprofunda no corpo, causando um pertuito ou canal, aparecendo nas descrições das lesões perfurocontusas[3,5], punctórias[2] e perfuroincisas[11].

43) Resposta: letra d

Explicitado principalmente para os instrumentos perfurocontundentes, o conceito de trajeto se contrapõe principalmente ao de trajetória, que é a linha traçada por um agente mecânico antes de atingir o corpo[3,4,5,10]. Por sua vez, penetração é o ato de entrar numa cavidade corporal, enquanto perfuração se refere ao modo pelo qual os instrumentos com pelo menos um elemento perfurante agem para se aprofundar nos tecidos, independentemente do fato de serem penetrantes ou não.

44) Resposta: letra b

As queimaduras de 2º grau comprometem a epiderme e a derme, onde se traduzem pelo aparecimento de vesículas ou flictenas, cujo conteúdo em albuminas e cloretos indica reação vital (sinal de Chambert)[9].

45) Resposta: letra b

Segundo Hercules[11], o aspecto hiperêmico em forma de halo não serve para atestar reação vital, pois ele pode resultar da retração tecidual causada pela desidratação pós-mortal das áreas queimadas, que então empurram o sangue para as áreas circunvizinhas à carbonização.

46) Resposta: letra c

Ocorre transfixação quando um instrumento atravessa um órgão ou segmento corporal de lado a lado[2].

47) Resposta: letra b

A forma em casa de botão e os instrumentos perfurantes fazem parte da enunciação da 1ª Lei de Filhos[7,9]. As Leis de Filhos não servem para explicar a forma de lesões causadas por outros instrumentos, entre eles os perfurocortantes, que, ao seccionarem as estruturas teciduais, impedem em parte a sua retração[6]. No entanto, algumas vezes, projéteis cilíndrico-cônicos, ao agirem preponderantemente com o elemento perfurante, podem determinar feridas de entrada ovais ou em fenda, semelhantes às punctórias ou incisas, pois, nesse caso, mais afastam do que contundem as fibras[,140]. Mesmo com instrumentos cortantes e perfurocortantes, a atuação das fibras é importante, principalmente se a lâmina corta ou penetra paralelamente às linhas de força, quando então não será muito acentuado o afastamento das bordas da ferida, que se configurar à estreita e longa. Quando se secciona a pele cruzando a direção dessas linhas, as bordas do ferimento se afastam consideravelmente, aparecendo como uma lesão mais larga e mais curta[22].

48) Resposta: letra a

Feridas punctórias de uma mesma região terão a mesma direção, segundo a 2ª Lei de Filhos[6]. O elemento cortante dos instrumentos mecânicos não faz parte desta lei.

49) Resposta: letra b

Em áreas de confluência de linhas de força, a ferida causada por um instrumento perfurante terá forma triangular, de ponta de seta ou mesmo quadrilátera[7]. É interessante observar que instrumentos perfurocortantes de três gumes também causam ferimentos triangulares ou estrelados[2,9,21]. No caso da forma triangular e estrelada, ocorre retração das bordas da ferida (correspondentes às faces não-cortantes, situadas entre os gumes), compondo-se uma figura formada por três semicurvas, de convexidade externa, unidas nos pontos correspondentes aos gumes do instrumento que as produziu[11].

50) **Resposta: letra c**

Segundo as linhas de força desta região[12], a direção será muito provavelmente inclinada, conforme preconiza a 2ª Lei de Filhos[7].

51) **Resposta: letra a**

Se não advirem as conseqüências previstas nos parágrafos 1º (lesão grave) e 2ª (lesão gravíssima) do artigo 129 do Código Penal, a lesão será considerada leve[9].

52) **Resposta: letra d**

Os projéteis cilíndrico-cônicos, quando atirados de longe, podem produzir ferimento oval ou mesmo linear, por limitarem-se, em certos casos, a afastar parte das fibras (em vez de seccioná-las)[1,10]. Já que tais projéteis têm ação geral preferencialmente perfurante[4], pode haver alguma relação com as Leis de Filhos e de Langers, porém elas se aplicam às feridas punctórias[7].

53) **Resposta: letra c**

Certos odores são bastante característicos, como o de amêndoas amargas, no caso de envenenamento por cianeto; de alho, para o fósforo ou ácido oxálico; e de putrefação, nas mortes por gás sulfídrico. O exame externo poderá ainda constatar: extrema rigidez muscular, nos casos de intoxicação por estricnina; o colorido róseo da face, nos vitimados por monóxido de carbono; o achado de icterícia, nos intoxicados por fósforo ou tetracloreto de carbono; e vestígios de punções venosas ou de cicatrizes incisas nos punhos, nas mortes por excesso de psicotrópicos[2,22].

54) **Resposta: letra g**

Todas as alternativas são importantes na análise da causa jurídica da morte provocada por instrumento perfurocortante[9].

55) **Resposta: letra b**

É interessante observar como as características dos ferimentos se combinam, independentemente dos instrumentos mecânicos que os produziram. Embora catalogada como lesão corporal da série contusa, a escoriação pode ser produzida por outros tipos de instrumento[21]. São exemplos disso a cauda de escoriação (acarretada por instrumento cortante) assim como a orla de contusão e a aréola equimótica (lesões contusas), determinadas por projéteis de arma de fogo (instrumentos perfurocontundentes). No caso da cauda de escoriação (lesão contusa), produz-se um arrancamento da epiderme à medida que o instrumento cortante finaliza a sua ação. Por sua vez, a orla de escoriação e a aréola equimótica (lesões contusas) resultam, respectivamente, do atrito epidérmico e do rompimento vascular causados pelo projétil (instrumento perfurocontundente)[9].

56) **Resposta: letra b**

Segundo a 2ª Lei de Filhos, os ferimentos terão forma influenciada pelas linhas de força que, no caso, são horizontais[7,12].

57) **Resposta: letra d**

Nem sempre o número de sulcos corresponde ao número de voltas do laço, pois algumas alças se superpõem e deixam impressão única. Se o material da corda ceder e esticar com o tempo, um enforcamento completo, com o corpo totalmente suspenso, pode tornar-se incompleto, quando então ele toca o chão. Quando o nó é fixo, o sulco se torna superficial à medida que dele se aproxima, sendo, portanto, incompleto, ao contrário dos nós corrediços, que costumam produzir sulcos totalmente circunferenciais. Os indivíduos obesos, que permanecem em suspensão completa por um tempo prolongado, tendem a ter sulcos profundos[11,22].

58) **Resposta: letra d**

O exemplo típico de instrumento perfurocortante de três gumes é a lima, que produz feridas triangulares[9], cujos vértices correspondem aos gumes[11].

59) **Resposta: letra a**

Para acarretar lesões, a pressão mínima dever ser de três libras/polegada. Produzida pela expansão gasosa, a onda de choque se desloca brusca e rapidamente, tendo conseqüências mais graves se a vítima estiver próxima da explosão ou em local fechado[9]. Admite-se que seja necessário um pico de 6 atm para fazer perigar a vida de um homem, excluída a eventual ação contundente de *blast* secundário[11].

60) **Resposta: letra a**

A cor esverdeada se estabelece do 7º ao 12º dia em virtude da presença de hematoidina (fração da hemoglobina sem ferro)[1].

61) **Resposta: letra b**

As pontes teciduais e as bordas equimosadas são características de feridas contusas. Apesar de ter aberto a pele e ser linear, o ferimento não será provavelmente chamado de cortocontuso nem de inciso, pois não houve aqui elemento cortante algum. Em vez de agentes cortocontundentes (machados, facões e enxadas) ou cortantes (facas, navalhas e giletes), foi usado nesse caso um instrumento contundente (cadeira), que deverá então produzir uma ferida contusa[9]. Ainda que possam ser semelhantes às contusas, as lesões cortocontusas chamam a atenção por sua grande profundidade e extrema gravidade (exemplo: machadada), enquanto as feridas produzidas por instrumentos cortantes são mais regulares e sangrantes, com cauda de escoriação, sem equimoses das margens[21]. Para o diagnóstico final, valerão as características do ferimento examinado pelo legista, o qual deverá ainda verificar, na discussão, a presença (ou não) de nexo causal (do instrumento com relação à lesão, com base nas características de ambos).

62) Resposta: letra e

O comprimento da fenda vai ser provavelmente igual ou maior do que a largura da lâmina, dependendo da atuação perpendicular ou inclinada do instrumento perfurocortante de dois gumes, diversamente do que ocorre com o mesmo instrumento de um só gume, onde a ferida pode ser menos comprida, pela retração da pele na parte correspondente ao bordo cego[4,9]. Por outro lado, com um instrumento perfurocortante em que os dois gumes são cegos, o comprimento da ferida vai ser menor, pois nesse caso não há distensão da pele[2]. É preciso considerar ainda a atuação das linhas de força ainda preservadas: caso a ferida seja longitudinal a elas, é possível que haja um alongamento do comprimento com aproximação das bordas, ocorrendo o contrário se o ferimento for transversal[22].

63) Resposta: letra b

É possível a identificação genérica "instrumento perfurocortante" – de dois gumes (dois ângulos agudos) ou de um só gume (um ângulo agudo e outro arredondado)[2]. Muito raramente, o diagnóstico específico ("punhal", "espada", "canivete") e, mais remotamente ainda, o individual ("este" punhal, "esta" espada) do instrumento será cogitável, se ele apresentar alguma irregularidade do gume ("denteado") cuja forma seja passível de reprodução na lesão[4].

64) **Resposta: letra c**

As lesões de hesitação, típicas de suicídio, são geralmente descritas como feridas incisas, relativamente superficiais e paralelas, localizadas em regiões-alvo como pescoço, punho e prega do cotovelo[22]. Mais raramente, ao atuarem somente por deslizamento, os instrumentos perfurocortantes também podem produzir feridas de hesitação[11]: ainda assim elas serão incisas, pois o suicida, na sua indecisão, não ativou o componente perfurante do instrumento lesivo.

65) **Resposta: letra f**

As mutilações estão classicamente descritas como modalidade de ferida incisa[1,4]. É claro que um instrumento perfurocortante pode também produzir uma mutilação. Nesse caso, porém, estará em ação o seu componente cortante (não o perfurante), que produzirá então uma ferida incisa.

66) **Resposta: letra a**

O enunciado das Leis de Filhos é claro quanto ao diferencial com as lesões causadas por instrumentos perfurocortantes de dois gumes[7,9].

67) **Resposta: letra e**

As feridas punctórias, localizadas em áreas de confluência de linhas de força, podem assumir formas triangulares ou quadrangulares que são semelhantes às provocadas por instrumentos perfurocortantes de três ou mais gumes[2,9].

68) **Resposta: letra a**

Nas primeiras 12 horas, os leucócitos se dispõem em fileira rente ao endotélio[21].

69) **Resposta: letra b**

Numa ferida incisa, a diapedese se verifica entre 12 e 24 horas[21].

70) Resposta: letra b

A cor amarelada se estabelece do 13º ao 21º dia pela presença de hematina, que resulta da transformação de hematoidina e hemossiderina[1].

71) Resposta: letra e

A morte por esgorjamento pode ocorrer por todos esses mecanismos[22]. Nos ferimentos profundos, a secção da carótida e da jugular provoca hemorragia abundante, que pode levar à anemia aguda e ao choque hipovolêmico. O corte da traquéia com entrada de sangue na árvore respiratória pode conduzir à asfixia. E, finalmente, como conseqüência do ingresso de ar no aparelho circulatório, pode advir embolia gasosa[2].

72) Resposta: letra a

As Leis de Filhos e de Langer se aplicam às lesões causadas por instrumentos perfurantes de médio calibre[7]. Destinam-se, no entanto, ao estabelecimento do diagnóstico diferencial das feridas punctórias com as perfuroincisas[2].

73) Resposta: letra c

A esganadura vem em geral acompanhada de escoriações nas mãos e nos antebraços, traduzidas como sinais de luta (lesões de defesa). É comum se encontrarem ainda outras alterações contusas, como equimoses ao redor da boca e ferimentos na região posterior da cabeça. Se a vítima for do sexo feminino, é necessário realizar o exame ginecológico a fim de se verificar a possibilidade de estupro. Nessa situação, a morte pode ter sido também causada por sufocação indireta, pois na tentativa de manter a mulher rente ao solo, o homicida apóia-se com os joelhos sobre o seu tórax e abdome, impedindo-lhe os movimentos respiratórios[4,9].

74) Resposta: letra e

No couro cabeludo e nas arcadas orbitárias, o tecido ósseo subjacente age como resistência mecânica, determinando na pele o aparecimento de uma ferida contusa linear, que faz diagnóstico diferencial com ferimento inciso[21].

75) Resposta: letra d

No suicídio, a ferida incisa costuma ser mais superficial (do que as do homicídio), acompanhando-se geralmente de múltiplas lesões de hesitação. Além disso, o suicida destro tende a realizar um corte inclinado, que desce da esquerda, onde é mais profundo, para a direita, onde se superficializa. No homicídio, as lesões por esgorjamento são geralmente únicas e, sobretudo, profundas, atingindo muitas vezes a coluna vertebral[22].

76) Resposta: letra c

A fagocitose ocorre entre 24 e 48 horas depois de produzida a fenda incisa[21].

77) Resposta: letra d

O tecido de granulação surge 48 a 72 horas após a produção da ferida incisa[21].

78) Resposta: letra b

As fibras elásticas dessas feridas foram provavelmente seccionadas, não se verificando a 2ª Lei de Filhos[7]. Caso tivessem sido causados por instrumentos perfurantes de médio calibre, esses ferimentos teriam a direção das linhas de força da região atingida.

79) Resposta: letra a

Trata-se, provavelmente, de instrumento perfurante de médio calibre, que afasta as fibras elásticas sem rompê-las ou seccioná-las, segundo a 2ª Lei de Filhos[7]. Seria pouco provável que um instrumento perfurocortante causasse várias feridas de mesma direção. Para que isso acontecesse, a posição do instrumento e do alvo teria que permanecer exatamente a mesma, independentemente dos movimentos da vítima e do próprio agressor. Os demais instrumentos não determinam feridas em casa de botão.

80) Resposta: letra f

Tanto o instrumento perfurante de médio calibre como o perfurocortante se enquadram nessa condição hipotética. No primeiro caso, as feridas punctórias assumirão direções diferentes conforme a região corporal em que se situam, segundo a 2ª Lei de Filhos[7]. O segundo caso também é possível, se imaginarmos que o instrumento perfurocortante possa incidir variavelmente nas diversas regiões do corpo. Aqui, a direção das feridas não dependerá das linhas de força, já que houve secção das fibras elásticas, não se aplicando as Leis de Filhos[6].

81) Resposta: letra b

Como a vítima está imobilizada, é possível que o instrumento perfurocortante a tenha atingido sem variar a sua posição em relação ao alvo. Produzem-se assim feridas perfuroincisas provavelmente de mesma direção, independentemente da região corporal onde elas estejam. Como há elemento cortante, as fibras são seccionadas, impedindo-se a ação das linhas de força[6]: assim, as regiões corporais não têm influência na direção que os ferimentos tomam. Se o instrumento fosse perfurante, a direção das feridas se modificaria conforme a região corporal, como bem explica a 2ª Lei de Filhos[7]. Os demais instrumentos não determinam lesões em casa de botão.

82) Resposta: letra c

A cor amarelada se deve à presença de hematina[1].

83) **Resposta: letra d**

Em crimes sexuais, as lesões de defesa podem ser encontradas nos membros inferiores, quando a vítima está no solo ou deitada[22].

84) **Resposta: letra e**

Em todas essas situações, há propensão à autolesão. Os ferimentos são em geral superficiais, múltiplos, paralelos e ao alcance da mão. Alguns viciados em drogas podem apresentar cicatrizes nos punhos, sugestivas de tentativas prévias de suicídio. Dementes podem até efetuar auto-emasculação. Além de feridas incisas, que são as mais comuns, as autolesões podem se traduzir por escoriações, equimoses ou hematomas de pequeno porte, que aparecem naqueles que se passam por vítima[22].

85) **Resposta: letra f**

As lesões de hesitação são tipicamente produzidas em regiões-alvo, ao alcance da mão, na forma geral de feridas incisas paralelas, múltiplas e superficiais[22].

86) **Resposta: letra b**

O estudo microscópico poderá revelar, em 12 horas de evolução, marginação leucocitária; de 12 a 24 horas, diapedese; entre 24 e 48 horas, fagocitose; com 48 a 72 horas, tecido de granulação; após 72 horas, recuperação franca do tecido. A aparência da crosta se presta para a avaliação da idade das escoriações[21], onde um estudo histológico não teria razão de ser, dada a superficialidade do ferimento.

87) **Resposta: letra c**

Os instrumentos cortantes agem geralmente por pressão e deslizamento[22], sobretudo por este último[4].

88) Resposta: letra b

Embora apareçam classicamente descritas e relacionadas com instrumentos cortantes[2,22], as lesões de defesa podem se traduzir por escoriações[9], feridas perfuroincisas[14] e alterações provenientes de disparo (esfumaçamento, chamuscamento e tatuagem), deixadas na mão da vítima, quando ela tenta segurar a arma de fogo do agressor[23].

89) Resposta: letra a

Trata-se de lesões que se originam incidentalmente, quando a vítima, de forma instintiva, tenta se defender[9]. São locais comuns: os antebraços, os punhos e as mãos[6]. O envolvimento dos dedos se dá quando a vítima tenta segurar a arma do agressor[23]. Em crimes sexuais, as lesões de defesa podem ser achadas nos membros inferiores, visto que, nesses casos, a mulher encontra-se no solo ou deitada[22].

90) Resposta: letra a

Por agirem por deslizamento, os instrumentos cortantes determinam em geral ferimentos superficiais[21], de centro sempre mais profundo, com ângulos caracteristicamente agudos[9]. Contrariamente aos instrumentos perfurocortantes que, por causa da ponta, atingem as cavidades corpóreas, os cortantes são menos propensos a causar lesões penetrantes[2].

91) Resposta: letra c

Escoriação é exemplo típico de lesão contusa[1]. No entanto, ela pode também ser ocasionada por instrumentos cortantes e perfurocontundentes, que produzem, respectivamente, a cauda de escoriação e a orla de escoriação[21].

92) Resposta: letra c

O ácido clorídrico, vendido comercialmente como ácido muriático, causa lesões cutâneas enegrecidas, enquanto o ácido sulfúrico produz alterações pardas[11], descrições parcialmente discordantes das de França[9] (cinza-escuras e esbranquiçadas, respectivamente), Gomes[10] (esbranquiçadas e negras), Alcântara[1] (cinzentas e negras), Fávero[8] (negras e negras) e Maranhão[14] (ácido sulfúrico = lesões negras).

93) **Resposta: letra b**

Os agentes lesivos podem ser agrupados em "instrumentos" e "meios"[1]. Os primeiros constituem objetos geralmente manejáveis e de forma bem definida, que lesam o corpo direta e mecanicamente por variações da energia cinética e potencial. Os segundos agem de maneira indireta e imaterial, através de energias (físicas, químicas, físico-químicas, bioquímicas, biodinâmicas e mistas) inerentes a cada tipo de agente lesivo (frio, calor, eletricidade, envenenamento, asfixias etc.)[13]. Assim, diante de uma lesão causada por uma faca ou um projétil de arma de fogo, não teremos receio de relacioná-la com um "instrumento" lesivo. Por outro lado, frente a uma morte provocada por eletrocussão ou asfixia, diremos que, do ponto de vista causal, foi envolvido um "meio".

94) **Resposta: letra b**

Embora os instrumentos cortocontundentes e perfurocortantes possam também determinar mutilações, é com os instrumentos cortantes que elas vêm mais comumente associadas e descritas[1]. A secção de uma orelha, de um pênis ou da ponta de um nariz são lesões muito caprichosas para serem causadas por instrumentos tão violentos, grandes e destrutivos como os cortocontundentes, a não ser que sejam usados os dentes como agentes lesivos[2]. Por outro lado, os instrumentos perfurocortantes são presumivelmente mais utilizados para estabelecer lesões que se aprofundam no corpo, interessando as cavidades corpóreas[22]. Seja como for, em todo caso de mutilação, valerá, para a denominação da ferida, o exame clínico da lesão, e muito mais do que isso, o reconhecimento de compatibilidade entre o instrumento suspeito e o ferimento por ele supostamente causado (nexo causal).

95) **Resposta: letra b**

Quando um instrumento cortante incide obliquamente sobre o corpo, deixa pendente um retalho cortado em bisel, preso por uma das extremidades[2,4].

96) **Resposta: letra c**

As lesões de defesa estão geralmente descritas como feridas incisas[2,4], até mesmo quando são encontradas num contexto de crime produzido por instrumento perfurocortante[9]. Nessa última situação, ao se esquivar dos golpes, a vítima é supostamente atingida apenas pela ação cortante do instrumento, produzindo-se então uma ferida incisa. Outras modalidades de lesão de defesa incluem as escoriações[14] e as alterações cutâneas deixadas na mão da vítima, quando ela tenta segurar a arma de fogo do agressor (esfumaçamento, chamuscamento e tatuagem da mão), segundo Vanrell[23].

97) **Resposta: letra e**

As lesões de hesitação, típicas do suicídio, situam-se geralmente perto da região-alvo: pescoço, precórdio, punho, prega do cotovelo e região inguinal[22].

98) **Resposta: letra d**

A orla de escoriação é causada por projétil de arma de fogo[21], marcando o orifício de entrada e a incidência do tiro. Não deve ser confundida com a cauda de escoriação, geralmente provocada por instrumento cortante, na saída da ferida incisa, servindo, portanto, para indicar o sentido com que atuou o agente lesivo[22].

99) **Resposta: letra d**

A cauda de escoriação possui valor médico-legal por indicar o sentido em que a lesão foi causada[22]. Diferencia-se aqui "direção" de "sentido", significando, a primeira, a posição horizontal, vertical ou inclinada que assume a ferida, enquanto o segundo está relacionado com os vetores da esquerda para a direita e de cima para baixo (ou vice-versa).

100) **Resposta: letra b**

Coagulação do sangue, afluxo de neutrófilos e afastamento das bordas por retração da pele são fenômenos vitais[9]. Independentemente de serem produzidas em vida ou após a morte, as feridas incisas tendem a ser lineares, exceto quando o instrumento cortante passa por dobras cutâneas como o cotovelo, quando então a forma pode ser em ziguezague, mesmo se o indivíduo estiver morto[5].

101) **Resposta: letra c**

Provavelmente pela disposição helicoidal da muscular da mucosa, a solução de continuidade terá uma direção oblíqua[21], diferente das orientações transversal e longitudinal, vistas, respectivamente, na muscular própria e na serosa do estômago[8].

102) **Resposta: letra a**

As linhas de força tendem a acompanhar a direção das fibras musculares[7,12].

103) **Resposta: letra c**

As escoriações, as esquimoses e os hematomas são, em geral, classificados como lesões leves, pois não estão relacionados com as conseqüências previstas nos parágrafos 1º (lesão grave) e 2º (lesão gravíssima, do artigo 129 do Código Penal[9].

104) **Resposta: letra b**

Juridicamente são lesões graves por perigo de vida[9], assim caracterizado se tiver havido efetivamente sérios danos para a saúde do paciente (como peritonite, hemoperitônio, lesão do fígado), avaliados mediante os dados dos exames clínico-laboratoriais, radiográficos e cirúrgicos[22].

105) **Resposta: letra a**

A fratura de Colles, na epífise distal do rádio, é típica de queda com apoio do corpo sobre o punho em extensão[22].

106) **Resposta: letra b**

Embora possam resultar em pseudo-artrose, as fraturas implicam mais comumente lesão juridicamente grave, por incapacidade para as ocupações habituais por mais de 30 dias, já que este é o período mínimo de formação do calo ósseo[2]. No entanto, há fraturas que não se acompanham desta limitação ocupacional (como as do osso nasal) ou as de clavícula (que podem se consolidar mais rapidamente): daí a importância do exame clínico inicial e complementar[9,22].

107) **Resposta: letra a**

A rubefação possui, como substrato anatomopatológico, a vasodilatação[15].

108) **Resposta: letra e**

As alterações circulatórias (fator hemodinâmico) e as modificações metabólicas daí resultantes são provocadas por energia biodinâmica, mediadora das lesões advindas do choque[9].

109) **Resposta: letra e**

Escoriações em pinceladas estão relacionadas com cascalho. A forma das escoriações é importante por indicar o instrumento ou sugerir o crime. Assim é que escoriações curvilíneas, em placa e em torno das asas do nariz, sugerem relação etiológica com unhas, asfalto e sufocação, respectivamente[1].

110) **Resposta: letra d**

A equimose na forma de grãos de areia é denominada sugilação[1], resultando comumente de sucções com ruptura vascular devido à diferença das pressões intra e extravasal[21].

111) **Resposta: letra c**

Amplas zonas de infiltração hemorrágica, configuradas em lençóis[1], são denominadas sufusões[2].

112) **Resposta: letra c**

Em mortes por acidente de trânsito (colisão, atropelamento, abalroamento) é comum se encontrarem contusões múltiplas e de modalidades diversas como: feridas contusas, fraturas, escoriações, roturas viscerais, equimoses, luxações[1,9]. Homicídios, acidentes fatais de trabalho e suicídios, principalmente por precipitação, podem também ser causados por ação contundente[3,24], mas os acidentes de trânsito tendem a preponderar em freqüência, assim como no número e modalidades de lesões contusas.

113) **Resposta: letra e**

O piso, assim como a parede, a árvore e o poste, são exemplos de agentes contundentes passivos, pois estão primariamente em repouso[24].

114) **Resposta: letra b**

Exceto pelo tijolo, que tem possibilidade de entrar em movimento, todos os outros objetos mencionados estão parados, condição que os define como agentes contundentes passivos, caso algum indivíduo seja arremessado contra eles[1].

115) Resposta: letra d

Precipitação ou queda livre ocorrem quando o corpo humano cai de grandes alturas. Distingue-se ainda o *jumping*, modalidade suicida de projeção voluntária do corpo humano a partir de um plano superior em altura[9,24].

116) Resposta: letra a

Queda é a projeção do corpo no mesmo plano do solo. Queda livre e precipitação referem-se à caída do corpo humano para um plano inferior, em decorrência da ação da gravidade[9,24].

117) Resposta: letra c

Defenestração é a projeção do corpo humano em queda livre ao ser arremessado ou arremessar-se através de uma janela[24].

118) Resposta: letra i

Apesar de clinicamente irrelevantes, as escoriações possuem grande valor médico-legal[9], pois podem indicar o instrumento ou sugerir o crime[1]. Em particular, a idade das lesões e a presença de crosta visam ao estabelecimento de nexo temporal[21].

119) Resposta: letra c

Nas escoriações produzidas depois da morte, forma-se, em vez de crosta, um aspecto apergaminhado, como aquele encontrado no fundo do sulco deixado pelo laço dos enforcados[21,24].

120) Resposta: letra m

Todas as alternativas referem-se a modalidades diferentes de lesão contusa[9]. Como substrato morfológico comum, a maioria delas tem a hemorragia, resultante do impacto traumático[4]. Além de ser parte integrante das equimoses, hematomas e bossas sangüíneas, a hemorragia acompanha e marca, como fenômeno vital, as luxações, as fraturas, as entorses e as rupturas viscerais. Até mesmo nas escoriações, nos edemas e nas bossas linfáticas pode estar presente algum grau de extravasamento hemático[15].

121) **Resposta: letra c**

A cor azulada se estabelece do 4º ao 6º dia pela presença de hemossiderina (fração da hemoglobina com ferro)[1].

122) **Resposta: letra a**

Os projéteis rompem os tecidos e formam um túnel (cavidade permanente) cujas paredes podem ser deslocadas radialmente, pela influência das chamadas "ondas de pressão". Forma-se assim a cavidade temporária, que é tanto mais larga quanto maior for o fluxo de energia. A distensão dos tecidos pela cavidade temporária só deixa lesões macroscópicas quando a velocidade dos projéteis é superior a 304 m/s, sendo o sinal mais importante a infiltração hemorrágica dos tecidos adjacentes, causada pela rotura de vasos de pequeno calibre (ação contundente). Apesar de ter sido associada aos projéteis de alta energia, a cavidade temporária pode ser produzida por qualquer tipo de projétil, bastando que a energia cinética seja rapidamente transmitida aos tecidos, como é o caso de projéteis deformáveis[11].

123) **Resposta: letra b**

Quando se destaca uma porção do corpo por ação de um instrumento cortante, dizemos que a ferida é mutilante[2,4].

124) **Resposta: letra b**

Segundo as linhas de força desta região[12], a direção será muito provavelmente transversal, conforme preconiza a 2ª Lei de Filhos[7].

125) Resposta: letra g

Complicações associadas a lesões profundas e graves são mais típicas de ferimentos perfuroincisos, enquanto as feridas incisas se caracterizam pela extensão em comprimento[2,22].

126) Resposta: letra d

Em afogados, a destruição da face pode às vezes ser de tal intensidade a ponto de impedir o reconhecimento da fisionomia do cadáver. Com relação à última alternativa, vale lembrar que o efeito diluidor da água pode interferir com as reações vitais, principalmente as relacionadas com hemorragias, dificultando o diagnóstico diferencial das lesões produzidas em vida e após a morte[11].

127) Resposta: letra b

Em acidentes ferroviários devem ser consideradas as hipóteses de suicídio, acidente e homicídio (dissimulação). O suicídio pode ser sugerido quando houver secção transversal do pescoço ou do abdome. Nos acidentes, é mais comum a secção das pernas. Nos atropelamentos pós-mortais para dissimular homicídios, nota-se um grande número de lesões sem reação vital, a qual se faz presente apenas nas lesões dolosamente produzidas. Há ainda os casos de dissimulação de morte natural para adquirir vantagens securitárias: nessas situações, nenhuma lesão exibe reação vital[9].

128) Resposta: letra e

A seqüência correta é: hemoglobina, hemossiderina, hematoidina e hematina[1].

129) Resposta: letra g

Todas elas constituem modalidades de ferida incisa, incluindo-se as lesões de defesa[7], as quais, mesmo causadas por instrumentos perfurocortantes, tendem a ser ferimentos incisos[2], pois ao esquivar-se dos golpes, a vítima é provavelmente atingida apenas pela ação cortante do instrumento. Além do tipo inciso, as lesões de defesa podem também assumir a forma de escoriações[9,14] e de marcas de disparo (esfumaçamento, chamuscamento e tatuagem), deixadas na mão de quem tenta segurar a arma do agressor[23]. Para deformar suas vítimas, os criminosos passionais elegem regiões de valor estético, como o rosto, infligindo-lhes feridas incisas; emasculação pela própria vítima, no caso de dementes, ou por uma esposa traída, é ocasionalmente reportada; autolesões são vistas em neuróticos e viciados em drogas, resultantes de tentativas anteriores de suicídio[22].

130) Resposta: letra a

Na base do crânio, ações contundentes ântero-posteriores determinam fraturas sagitais[22].

131) Resposta: letra b

Nas ações contundentes látero-laterais, as fraturas se estabelecerão transversalmente na base do crânio[22].

132) Resposta: letra d

Fraturas indiretas da base do crânio ocasionadas pelo impacto dos pés afetarão preferencialmente os arredores do forame magno[22].

133) Resposta: letra c

A paralisia isquêmica de Volkmann resulta do comprometimento da circulação arterial pela compressão do gesso, podendo configurar inutilização ou perda do membro (por amputação)[22].

134) Resposta: letra b

Fraturas indiretas são aquelas que se verificam em regiões distantes da ação mecânica[9], por transmissão do choque traumático através do esqueleto[24].

135) Resposta: letra b

Os hematomas epidurais se formam pela secção da artéria meníngea média, determinada pela fratura do osso temporal[11]. Entre o trauma e o aparecimento dos sinais e sintomas, há o chamado intervalo lúcido ou livre[22].

136) Resposta: letra d

Diversamente da bossa sangüínea, que geralmente se localiza no couro cabeludo e forma saliência, o hematoma nem sempre produz abaulamentos, sendo preferencialmente percebido pela sensação de flutuação à palpação. Ao contrário da equimose (*ek* = fora; *khumor* = humor), em que o sangue permeia as malhas teciduais, o hematoma cursa com destruição local do tecido, com formação de uma neocavidade onde se coleta o sangue. Para as áreas de grande infiltração hemorrágica é reservado o termo "sufusões", enquanto sugilação se refere a hemorragias na forma de grãos de areia, a qual é citada como resultado típico de sucções. Pontos hemorrágicos em cabeça de alfinete são conhecidos como petéquias (*pestechiae*, de peste), enquanto equimoses em estrias recebem a denominação de víbices. A máscara equimótica que aparece nas asfixias por compressão do tórax constitui-se por uma miríade de petéquias, sendo, portanto, um fenômeno hemorrágico[2,9,21].

137) Resposta: letra b

A bossa sangüínea diferencia-se do hematoma por apresentar-se sempre sobre um plano ósseo, com saliência bem pronunciada da superfície cutânea[9]. No recém-nascido, onde é tipicamente vista no setor occipital, a bossa sangüínea, chamada de *caput succedaneum*, tem valor médico-legal especial, pois atesta que o feto estava vivo durante o trabalho de parto[11].

138) **Resposta: letra c**

Nos atropelamentos, a pressão brusca exercida sobre a pele pela roda do veículo produz derramamento de linfa por ruptura de vasos linfáticos[21]. A bossa linfática é, no entanto, mais comumente caracterizada como uma elevação incolor, geralmente situada no couro cabeludo (galo d'água), que desaparece em menos de 24 horas[1,7,14], diferenciando-se do edema traumático pela localização cefálica e maior saliência.

139) **Resposta: letra g**

Todas as alternativas são verdadeiras, incluindo a relacionada com a produção *post mortem*, comumente encontrada nos cadáveres de afogados atingidos por hélices de embarcações ou traumatizados por rochedos ou pedras[21]. As feridas contusas são caracteristicamente pouco hemorrágicas[9], com exceção das lacerocontusas, que podem acarretar sangramento considerável[22]. Merece ser ainda comentada a forma linear que algumas feridas contusas podem assumir, principalmente quando localizadas nas arcadas orbitárias ou no couro cabeludo[2]. Nessa eventualidade, elas fazem diagnóstico diferencial com as feridas incisas e cortocontusas[1].

140) **Resposta: letra e**

Nos três casos, a potência do instrumento, encontrando a resistência de um plano ósseo situado logo abaixo da pele, faz com que ela se rompa de modo mais ou menos regular[2,21].

141) **Resposta: letra c**

O couro cabeludo, já distendido sobre uma superfície óssea arredondada, arrebenta-se, principalmente quando atingido por um instrumento contundente de forma roliça (bastão, bengala, garrafa). Forma-se então uma lesão linear e alongada, relativamente regular, que pode ser confundida com ferida incisa e cortocontusa[21]. Há ainda as feridas lacerocontusas que, ao contrário das simplesmente contusas, resultam da tração exercida pelo instrumento contundente, dilacerando ou arrancando os tecidos[2,4]. Embora incorreta para França[9], a denominação lacerocontusa pode ser bastante significativa, pois além de indicar um mecanismo de produção diverso do da ferida contusa, representa também uma lesão com forma diferente, caracterizada pelo arrancamento dos tecidos e acompanhada de hemorragia comumente profusa[22]. Vale ainda ressaltar que nas arcadas orbitárias, as lesões contusas tendem a se assemelhar às feridas incisas e cortocontusas, independentemente da forma do instrumento contuso[21].

142) Resposta: letra b

No suicídio, é mais comum o lançamento do corpo com a posição em pé. Nos casos de acidente ou de homicídio, em que a precipitação é desordenada, as regiões de impacto são diversas, múltiplas e variadas[9].

143) Resposta: letra c

Nas quedas acidentais, é comum que o corpo se ache próximo do local da precipitação. Nos homicídios e nos suicídios, essa distância é maior, devido ao impulso que a vítima toma ao saltar ou ser empurrada[9].

144) Resposta: letra e

Numa precipitação, quando a cabeça se choca contra o solo, produzem-se múltiplas fraturas da calvária, estando o couro cabeludo total ou parcialmente íntegro[9], aspecto que também é produzido nos disparos encostados à cabeça[8,21].

145) Resposta: letra c

As queimaduras de 3º grau são geralmente produzidas por chamas ou sólidos aquecidos, que causam a necrose coagulativa de tecidos moles até os planos musculares[9], com a produção típica de escaras[6]. Em razão da destruição de corpúsculos nervosos, tais lesões são pouco dolorosas, ao contrário das queimaduras de 2º grau, em que a exposição de filetes nervosos provocada pelo desnudamento dérmico e epidérmico torna a pele extremamente sensível[1].

146) Resposta: letra c

Na maioria das vezes, as lesões por atropelamento são múltiplas, sendo a fratura das pernas uma das mais comuns[9].

147) Resposta: letra b

Além da fratura das pernas, podem ocorrer, nos atropelamentos, lesões torácicas ou abdominais com as marcas das partes impactantes (telas, faroletes, distintivos de fabricantes ou traços de pinturas), conhecidas genericamente como "lesões-padrão"[9].

148) Resposta: letra d

Quando o atropelado permanece por algum tempo preso ao veículo em movimento, originam-se as lesões de arrastão, caracterizadas por escoriações ou perdas teciduais em regiões escapulares, lombares, genitais, torácicas, abdominais e dos joelhos[9].

149) Resposta: letra e

A teoria da pressão hidráulica equipara órgãos ocos a recipientes cheios de água, em que o lugar de menor resistência se rompe[9].

150) Resposta: letra c

Segundo as linhas de força dessa região[6,12], a direção será muito provavelmente oblíqua, conforme preconiza a 2ª Lei de Filhos[7].

151) Resposta: letra b

Embora fixe o tronco, o cinto toracodiagonal não evita, num impacto violento, o deslizamento do corpo para baixo, ocasionando lesões dos joelhos, das pernas e da coluna cervical[9].

152) Resposta: letra a

Os traumatismos craniofaciais são mais comuns com cintos pélvicos, que não impedem a projeção da cabeça e do tronco num choque mais grave[9].

153) Resposta: letra c

Ainda que fixe a pelve e o tórax na poltrona, o cinto combinado não pode evitar, num choque mais grave, a hiperflexão ou a hiperextensão brusca do pescoço, tendo como conseqüência luxação da mandíbula e das vértebras cervicais ou então fratura da coluna com secções parciais ou totais da medula espinhal[9].

154) Resposta: letra d

Num choque mais grave, o cinto pelviano ou subabdominal não evita que a cabeça e o tronco se projetem para diante, originando traumatismos craniofaciais, rotura de vísceras internas e fratura de coluna[9].

155) Resposta: letra d

As marteladas podem determinar, na calvária, afundamentos cranianos com fissuras em forma de arcos e meridianos, denominados sinal do mapa-múndi[9].

156) Resposta: letra d

Quando a ação contundente do martelo se faz de maneira tangencial no crânio, origina-se uma fratura triangular, de vértice solto e dirigido para dentro da cavidade craniana, chamada *terraza* de Hoffmann[9].

157) **Resposta: letra d**

Lesões por martelo podem se apresentar como afundamentos ósseos com forma e dimensões semelhantes às do objeto agressor[9].

158) **Resposta: letra c**

Na maioria das vezes, o *blast* cerebral se caracteriza por hematomas subdurais ou hemorragia intraventricular[9].

159) **Resposta: letra e**

O *blast* abdominal provoca, além de lesões gástricas, sangramentos em anéis, localizados na parte terminal do íleo e do ceco, com eventuais perfurações[9], vistas mais freqüentemente no intestino grosso, por seu maior conteúdo gasoso[11].

160) **Resposta: letra e**

O *blast* ocular caracteriza-se por hemorragia do vítreo e equimose subconjuntival com cegueira temporária ou definitiva[9].

161) **Resposta: letra f**

Todas essas alterações são próprias do *blast* pulmonar[9], que é a principal causa de morte para pacientes assim acidentados[11].

162) **Resposta: letra d**

Os pulmões são os órgãos mais comuns e gravemente atingidos pelos efeitos explosivos[9]. Cita-se também o ouvido médio, com lesões que vão desde a hiperemia até a rotura do tímpano com lesão da cóclea[11].

163) **Resposta: letra b**

O coração é o órgão que melhor suporta as ondas de expansão advindas de uma explosão[9].

164) **Resposta: letra a**

Pela teoria da hipercurvatura, ações contundentes ântero-posteriores irão determinar roturas transversais nas faces anterior ou posterior de vísceras encurvadas como o fígado[9,21].

165) **Resposta: letra e**

Por sua posição ou seu volume, alguns órgãos são mais vulneráveis às rupturas traumáticas: o encéfalo, os pulmões, o fígado, o baço e os rins, nas contusões, respectivamente, cranianas, torácicas e abdominais, enquanto a rotura cardíaca não é quase citada na literatura[9,21].

166) **Resposta: letra e**

Todas são circunstâncias agravantes ou condicionantes de roturas viscerais[9].

167) **Resposta: letra e**

Todas as afirmações estão corretas, incluindo-se a alternativa "d", pois a orla de escoriação é própria do ser vivo (reação vital), não se produzindo, portanto, em alvos inanimados ou no cadáver[8].

168) **Resposta: letra a**

Embora a escoriação e a aréola equimótica sejam lesões contusas causadas pelo projétil de arma de fogo, apenas a primeira constitui-se numa orla, enquanto a segunda forma uma zona de contorno[2,9].

169) **Resposta: letra f**

Apesar de supostamente sofrer menor influência da roupa, até mesmo o enxugo pode ser totalmente limpo pelas vestes da vítima[11].

170) **Resposta: letra a**

Na calota craniana, o projétil de arma de fogo produz, ao sair, um cone de base voltada para fora, enquanto no orifício de entrada ocorre o contrário (sinal do funil)[22].

171) **Resposta: letra a**

A orla de contusão, o halo de enxugo e a aréola equimótica estarão presentes no orifício de entrada, independentemente da distância do tiro[4,7]. Nos tiros encostados, produzir-se-ão a câmara de mina de Hoffmann e, eventualmente, o sinal de Werkgaertner, que se traduz pela configuração cutânea da boca da arma e da alça de mira[9], causada por tatuagem e esfumaçamento da pele adjacente ao orifício de entrada[1]. Teixeira[22] acha, no entanto, que a marca deixada pela boca do cano se deve ao impacto da pele, estufada pelos gases, contra a arma. Quanto à aréola equimótica, Hercules[11] salienta que nem sempre ela está presente no orifício de entrada, já que sua produção depende do rompimento de vasos de pequeno e médio calibres.

172) **Resposta: letra f**

A zona de chamuscamento e a aréola equimótica não se prestam para indicar a direção do tiro[2].

173) **Resposta: letra b**

A zona de tatuagem, a queimadura e o esfumaçamento tornam difícil o reconhecimento do halo de enxugo[1], que é então mais comumente visto nos tiros à distância[22].

174) **Resposta: letra e**

O esfumaçamento é produzido pela combustão completa da pólvora, enquanto a zona de tatuagem resulta de sua combustão incompleta[6,22].

175) Resposta: letra e

Nos tiros a queima-roupa, a distinção será relativamente fácil, pela presença das zonas de tatuagem e esfumaçamento[9]. Nas outras situações, o orifício de entrada poderá se assemelhar ao de saída[22].

176) Resposta: letra b

Apenas a zona de esfumaçamento indica tanto a distância como a direção do tiro, podendo ser caracteristicamente estrelada nos disparos perpendiculares[22]. Para este tipo de tiro, Alcântara[1] cita ainda a forma circular, ao passo que para os disparos inclinados e tangenciais, a configuração é respectivamente oval e alongada.

177) Resposta: letra b

Nos tiros encostados à cabeça, a fuligem pode impregnar as peças ósseas[9].

178) Resposta: letra e

Todos esses fatores influenciam a forma e extensão da zona de tatuagem[8].

179) Resposta: letra d

A hemorragia, que é o resultado morfológico da aréola equimótica, é fenômeno vital. É conveniente lembrar que também o orifício de saída pode apresentar aréola equimótica[11].

180) Resposta: letra d

A lesão em buraco de fechadura é provocada na calvária, quando o projétil incide tangencialmente na cavidade craniana, levantando inicialmente um fragmento do osso, para depois completar a sua penetração[9].

181) **Resposta: letra a**

Nos tiros à distância, as dimensões do orifício de entrada tendem a ser menores que o calibre do projétil[1], pois teoricamente, neste tipo de disparo, a bala penetra mais por ação perfurante do que contundente[4], devido à alta velocidade que possui, aliada ao movimento giratório[21]. Conserva-se assim a elasticidade local da pele[6], que contribui para a retração da ferida[4], a qual pode assumir até uma forma linear[10].

182) **Resposta: letra e**

Todos esses fatores influenciam nas dimensões do orifício de entrada[8].

183) **Resposta: letra f**

A zona de compressão de gases é vista tipicamente nos tiros a curta distância[4,9], enquanto a crepitação gasosa é própria dos tiros encostados[21].

184) **Resposta: letra b**

Em ossos chatos, como a escápula ou quando existirem apenas partes do crânio, o funil de Bonnet será útil para determinar o sentido do tiro[9,22], entendido aqui como uma grandeza que engloba os vetores: da direita para a esquerda, de trás para frente e de cima para baixo (ou vice-versa), enquanto, por direção, compreende-se, no plano, a inclinação da ferida, abrangendo a sua horizontalidade e a sua verticalidade.

185) **Resposta: letra b**

Crepitação gasosa é vista nos tiros encostados[21]. É conveniente observar que, para a maioria dos autores, não existem tiros de média distância quanto à classificação.

186) Resposta: letra d

Quando presente, a zona de tatuagem marca definitivamente os tiros de curta distância[9]. Ao contrário do esfumaçamento, ela é mais bem definida e não sai com a lavagem[1], embora possa ser retida pelas vestes[4]. As orlas de escoriação e enxugo ocorrem independentemente da distância do disparo[7].

187) Resposta: letra e

A aréola equimótica é produzida pelo rompimento dos vasos sangüíneos ao passar por ali o projétil[9], sendo, portanto, relativamente inespecífica quanto à distância dos disparos.

188) Resposta: letra c

Ao atingir a cartilagem, o projétil deixa marcada a dimensão aproximada do seu diâmetro[21]. Nos ossos, a avaliação das dimensões fica prejudicada pelas fraturas que o impacto do projétil provoca[8], ao passo que, na pele, as medidas da ferida irão variar pelo efeito de mina (nos tiros encostados) e pela retração cutânea, principalmente nos disparos à distância[4].

189) Resposta: letra d

Todas as alternativas são corretas, com exceção da "d", pois a caracterização do perigo de vida não exige necessariamente exames complementares[11].

190) Resposta: letra c

Ainda que a faca esteja mal afiada, o ferimento será provavelmente inciso, ainda que atípico[21] ou com bordas escoriadas[11], pois houve deslizamento do instrumento para se determinar a lesão. Se a faca tivesse agido com forte pressão, num movimento vertical de baixo para cima (à semelhança de um facão), a ferida produzida seria provavelmente do tipo cortocontusa. Seja qual for o caso, valerão para o diagnóstico final muito mais as características da lesão do que o objeto que a produziu. Mas mais importante do que isso é discutir se a lesão em observação é compatível com o instrumento suspeito de tê-la causado.

191) **Resposta: letra a**

Embora seja classicamente um instrumento cortante ou perfurocortante, a faca pode, dependendo da maneira como é usada, causar outros tipos de ferimento[7]. Neste caso, as características da lesão podem ser correspondentes às de uma ferida cortocontusa, já que "um golpe" como o descrito no enunciado do teste, implica emprego de grande quantidade de energia, similarmente ao que ocorre com o uso da guilhotina[9].

192) **Resposta: letra b**

Trata-se de lesão cutânea produzida por impacto do cabo da faca. Ainda que a ferida tenha forma linear, como aquela provocada nas arcadas orbitárias[21], ela será provavelmente contusa, pois não houve ação cortante neste caso[1]. De qualquer modo, é o legista, com o exame da lesão, quem deverá dar o diagnóstico final, estabelecendo, ainda, na discussão, se há (ou não) nexo causal (do instrumento com a ferida).

193) **Resposta: letra c**

Os tiros a queima-roupa e os de curta distância são considerados sinônimos, diferenciando-se quanto à presença da zona de queimadura ou de chamuscamento[1]. De fato, quando o disparo é efetuado muito próximo do alvo, algo em torno de 5 cm, a pele fica queimada[7], tendo além disso a orla de escoriação e a de enxugo (efeitos primários), assim como as zonas de tatuagem e esfumaçamento (efeitos secundários)[9].

194) **Resposta: letra d**

No tiro encostado, a trajetória é nula, pois nenhuma distância foi percorrida pelo projétil antes de atingir o corpo da vítima[21]. Diferencia-se assim trajeto de trajetória, pois o primeiro refere-se ao percurso seguido pelo projétil dentro do corpo[6].

195) **Resposta: letra d**

Nos tiros encostados, só existe trajeto, já que a distância da arma ao alvo (trajetória) é nula[6]. Outros autores[11,22] parecem usar "trajeto" e "trajetória" de maneira intercambiável.

196) **Resposta: letra d**

Os tiros próximos são aqueles disparados em curta distância[14], incluindo-se aí o caso especial dos tiros a queima-roupa. Tiros encostados são também conhecidos como apoiados[10].

197) **Resposta: letra b**

As pólvoras brancas, também denominadas piroxiladas ou químicas, produzem fumaça branca, menos aparente e mais clara[4].

198) **Resposta: letra b**

As eviscerações são vistas mais tipicamente com os instrumentos perfurocortantes, principalmente quando atingem a região abdominal[7]. Ao contrário dos instrumentos cortantes, os perfurocortantes agem mais na profundidade do que na superfície, causando lesões de muito maior gravidade, que comportam risco de vida[22].

199) **Resposta: letra b**

As lesões em acordeão resultam de instrumentos perfurantes ou perfurocortantes que, embora curtos, aprofundam-se na cavidade abdominal[7].

200) Resposta: letra c

A depressibilidade do abdome e os recuos e avanços feitos pela vítima na tentativa de se defender explicam as lesões em acordeão vistas nesta região corporal[9,10,22]. Frente a uma agressão com agentes cortantes ou mesmo contundentes, a vítima também recua e encolhe o abdome, porém, nesses casos, não se verifica a penetração cavitária com a típica desproporção entre o comprimento do instrumento e a profundidade das lesões, tão característica do aspecto em acordeão[4].

201) Resposta: letra a

Pela retração da muscular própria do estômago, a solução de continuidade terá uma direção transversal[8,21].

202) Resposta: letra b

Segundo as linhas de força desta região[12], a direção será muito provavelmente horizontal, conforme preconiza a 2ª Lei de Filhos[7].

203) Resposta: letra b

Em seu trajeto pelos ossos longos, os projéteis de arma de fogo determinam comumente fraturas ou então canais perfurocontusos[8].

204) Resposta: letra a

Nos ossos planos ou chatos, como a escápula e o crânio, o projétil de arma de fogo forma orifício de entrada em forma de funil, com a base voltada para dentro[9]. No orifício de saída, o cone tem a base voltada para fora[22].

205) Resposta: letra b

O funil de Bonnet é visto mais comumente em ossos chatos, como os do crânio, em que o projétil, ao penetrar na tábua externa, perfura-a, para depois passar pela tábua interna, rompendo-a, de tal modo a constituir a base do funil[22].

206) Resposta: letra b

Lacassagne observou que as lesões profundas do abdome eram produzidas por instrumentos perfurantes ou perfurocortantes de hastes ou lâminas curtas, graças à compressão e depressibilidade da parede abdominal[4,7,10].

207) Resposta: letra d

Graças à ponta, os projéteis cilíndrico-cônicos tendem a ser mais perfurantes do que contundentes[4]. Ao contrário dos tiros encostados e de curta distância, faltam, nos disparos à distância, os efeitos de mina e da zona de compressão de gases[6]. Além disso, é nos tiros à distância que o projétil ganha rotação e velocidade consideráveis[21], aumentando a sua força de penetração e perfuração[22]. Afastando as fibras elásticas, em vez de rompê-las por ação contundente, o projétil disparado à distância irá produzir um orifício de entrada oval ou mesmo linear, graças à elasticidade ainda preservada da pele[1,4,10,14]. No entanto, quando o tiro for de distância muito longa ou disparado para o alto, o projétil pode entrar de lado ou pela base, provocando uma entrada atípica[11].

208) Resposta: letra b

Como se trata de carbonização, entrou em ação a energia térmica (meio físico)[9], que foi a causa de óbito, já que não se constataram lesões contusas.

209) Resposta: letra b

Ao sair da boca do cano com uma dada velocidade inicial, o projétil, sob ação da aceleração gravitacional, ficará tanto mais veloz quanto mais tempo permanecer no espaço[1]. Teoricamente, portanto, são os tiros à distância que possuem maior força de penetração, sendo em geral transfixantes do corpo[21].

210) **Resposta: letra b**

Desconsiderando a resistência do ar, os projéteis mais velozes são teoricamente aqueles disparados à distância, pois neste caso a velocidade inicial é aumentada pela aceleração da gravidade[21]. Como a energia com que os projéteis chegam ao alvo é calculada pela expressão: $e = mv^{2/2}$, onde e = energia, m = massa e v = velocidade, é possível perceber que a força de penetração é maior naqueles que possuem maior velocidade final[1].

211) **Resposta: letra a**

Após sair da boca do cano, a única força a que se submete o projétil, desconsiderado o atrito com o ar, é dada pelo seu peso (aceleração da gravidade)[11,21]. Sendo $mv^{2/2}$ a energia com que o projétil atinge o alvo[1], fica fácil observar que sua força de penetração será mais intensa quanto maior for a velocidade final.

212) **Resposta: letra c**

Entre as partes moles do cadáver, o útero e a próstata são os últimos a serem destruídos pelo calor[2]. Também os ossos da bacia darão indicações a respeito do sexo, ao passo que, pelos dentes, determinar-se-ão a idade e a individualização da vítima[8,9]. Muitas vezes, porém, é preciso, para a identificação do carbonizado, recorrer-se a objetos e medalhas portados por ele[4,10], tal é o grau de destruição e calcinação tecidual.

213) **Resposta: letra d**

O monóxido de carbono pode penetrar pelas feridas do cadáver ou mesmo impregnar o sangue derramado no solo, levando assim a resultados falso-positivos[10].

214) **Resposta: letra b**

A presença de albumina e cloretos no interior das flictenas (sinal de Chambert)[1] deve-se à vasodilatação com aumento da permeabilidade capilar[15], traduzindo, portanto, reação vital[4].

215) Resposta: letra a

Quanto às queimaduras de 1º grau, é importante reconhecer, primeiramente, a realidade da espécie[8], traduzida pela presença de eritema cutâneo, chamado sinal de Christinson[6]. Para as queimaduras de maior grau, há que se ter em vista a possibilidade de perigo de vida, que é avaliado segundo a extensão das lesões, calculada pela Regra dos Noves[9]. Como, no presente caso, as queimaduras são superficiais, cobrindo apenas 20% da área corporal, a lesão é juridicamente leve.

216) Resposta: letra b

Nesse caso, a lesão será grave, pois a queimadura de 2º grau com uma tal extensão, assim como o choque hipovolêmico, traumatismo cranioencefálico e coma, já constituem, por si sós, perigo de vida[9].

217) Resposta: letra c

Pela deformidade permanente da face, a ser caracterizada em exames complementares, a lesão será provavelmente de natureza gravíssima[22].

218) Resposta: letra a

Ao diferenciar carbonização em vida daquela ocorrida após a morte, o sinal de Chambert é utilizado para esclarecer a causa acidental ou homicida (dissimulação) da carbonização[2,10].

219) Resposta: letra a

O encontro de fuligem no interior das vias aéreas (sinal de Montalti) é fenômeno vital. Serve, portanto, para esclarecer se o indivíduo estava vivo durante o incêndio, contribuindo para se estabelecer a natureza acidental da causa da morte[9].

220) Resposta: letra c

Frente a uma mulher encontrada morta com sinais de esganadura, é importante procurar por sinais de estupro, visto que esta forma de asfixia é utilizada para vencer a resistência da vítima[4]. Também são comuns as lesões de defesa, além de outros ferimentos contusos, como os da região occipital, provocados pelo trauma da região posterior da cabeça contra o solo (vítima deitada)[9]. Na pesquisa da identidade do cadáver, os órgãos e tecidos a serem enviados serão preferencialmente: o sangue (cardíaco/femoral), se a morte for recente; músculo cardíaco ou baço (3 cc no mínimo), no estágio inicial de decomposição; e a cabeça femoral ou dentes molares íntegros, em fase avançada. Tais materiais deverão ser apenas congelados (a –20°C), sem nenhum conservante, segundo a normatização para coleta, armazenamento e guarda de material biológico em crimes sexuais do Instituto Médico Legal da Superintendência da Polícia Técnico-Científica (SSP)[19]. Caso haja indícios de estupro, deverão ser colhidas, com a utilização de *swab*, amostras da vagina, do ânus, boca e região subungueal, segundo a resolução SSP194/99, do Núcleo de Biologia e Bioquímica do Instituto Criminalística[18].

221) Resposta: letra b

Queda de cabelos constitui um sinal muito característico de intoxicação por tálio, que é um metal pesado usado na indústria de vidros. Como é opaco aos raios X, o tálio pode ser pesquisado no cadáver através de radiografias[11].

222) Resposta: letra b

Devem ser enviados, em casos de morte por envenenamento: sangue (cardíaco/femoral) na quantidade de 50 mL (ou mais), urina (50 mL ou mais), rim (100 g), fígado (100 g), pulmão (50 g – suspeita de intoxicação por agentes voláteis) e estômago com conteúdo (amarrado nas duas extremidades). Ao sangue, não se deve acrescentar anticoagulante (desnecessário, dada a incoagulabilidade cadavérica), conservantes ou qualquer outra substância. Diga-se o mesmo dos fragmentos viscerais, que não devem ser colocados em formol, bastando que tanto os órgãos como o sangue e a urina sejam colocados no congelador, segundo as recomendações para coleta e encaminhamento de amostras biológicas para análise toxicológica do Núcleo de Toxicologia Forense da Superintendência da Polícia Técnico-Científica (SSP)[20].

223) Resposta: letra b

A mensuração de um osso longo poderá fornecer uma estimativa da estatura[1] e assim contribuir para a identificação da vítima[4]. Ressalte-se que, na maioria das vezes, não é possível o reconhecimento pela observação do cadáver, mas sim pela identificação de um objeto que lhe tenha pertencido[21].

224) Resposta: letra c

As insolações e as intermações são mais comumente de natureza acidental[3], podendo ocorrer como doenças profissionais[4].

225) Resposta: letra a

As lesões de defesa se originam incidentalmente quando a vítima, de forma instintiva, trata de se defender[23]. Esses ferimentos, portanto, não se relacionam diretamente com as lesões dolosas provocadas pelo agente, localizando-se preferencialmente nas mãos e nos dedos, assim como na borda ulnar e face dorsal dos antebraços[6]. Embora as lesões de defesa sejam mais comumente descritas como feridas incisas[2,22], elas também podem assumir forma escoriativa[9], estar relacionadas com instrumentos perfurocortantes[14] ou ser de outras naturezas, como aquelas produzidas por armas de fogo (esfumaçamento, chamuscamento ou tatuagem)[23].

226) **Resposta: letra a**

Os ossos longos dos carbonizados quase sempre apresentam fraturas espontâneas, especialmente o úmero, no terço superior com o médio, e o fêmur, no terço médio com o inferior[10].

227) **Resposta: letra e**

Todas as afirmações estão corretas[2,10,21].

228) **Resposta: letra a**

O calor e a vermelhidão cutânea (eritema) se devem à presença de vasodilatação[15].

229) **Resposta: letra b**

O aumento da permeabilidade vascular causa extravasamento de plasma, que origina o edema, acumulado como líquido seroso no interior das flictenas[15]. Ao se romperem, expõem-se as papilas dérmicas, ricas em filetes nervosos extremamente sensíveis[1], que dão a esse tipo de queimadura uma característica extremamente dolorosa[4].

230) **Resposta: letra c**

Nas queimaduras de 3º grau, geralmente produzidas por corpos em ignição ou pelas chamas[9,10], produzem-se áreas de necrose com formação de escaras[6], facilmente infectáveis, sendo as lesões menos dolorosas, pois há perda dos corpúsculos sensitivos da pele[4].

231) **Resposta: letra d**

O 4º grau está representado pela carbonização, que pode ser local ou geral[9], atingindo os tecidos em profundidades variáveis, geralmente até os ossos[2].

232) **Resposta: letra c**

Corpos em ignição produzem mais comumente queimaduras de 3º grau (escaras), sendo raras as flictenas[10].

233) **Resposta: letra e**

Nas termonoses, o sangue mostra-se de cor negra. Interessante observar que, nessas circunstâncias, o coração tem consistência muito dura, especialmente do lado direito, enquanto os pulmões apresentam congestão intensa, comparável a dois sacos de sangue. Todo o sistema venoso está repleto de sangue, traduzindo-se por hiperemia e congestão visceral generalizada, com o encontro de espuma abundante, às vezes sanguinolenta, na boca[10].

234) **Resposta: letra c**

Devido à posição do laço, geralmente situado abaixo da cartilagem tireóide[9], desenvolve-se, nos estrangulamentos, obstrução da laringe e da traquéia, caracterizando-se o impedimento respiratório como mecanismo preponderante de morte[6].

235) **Resposta: letra d**

Com exceção da alternativa "d", todos são fatores que contribuem para as termonoses[9]. As oscilações da temperatura constituem, por si, um outro grupo de condições lesivas, que cursam com pneumonias, broncopneumonias e tuberculose, não tendo relação com as termonoses[4].

236) **Resposta: letra b**

As termonoses incluem as insolações e as intermações, caracterizadas pela ação difusa e sistêmica do calor, ao contrário do que ocorre nas queimaduras, em que a energia térmica age mais direta e localmente sobre a pele[9].

237) **Resposta: letra d**

Tanto as queimaduras como as termonoses decorrem da ação do calor. No entanto, as primeiras estão relacionadas com a atuação direta da energia térmica sobre a pele e as segundas são causadas por calor difuso, que vai agir mais sistemicamente do que localmente sobre a cútis[9].

238) Resposta: letra g

Insolação e intermação têm sido alternativamente diferenciadas pela origem da fonte de calor (cósmico e artificial, respectivamente)[1,10,21], pelo ambiente em que estão as vítimas (abertos e fechados, respectivamente)[3,4] ou ainda pela ação solar direta (insolação) ou indireta (intermação), associada ou não ao aquecimento artificial[7]. Modernamente, a diferença entre as duas condições é estabelecida em bases clínicas, sendo a insolação considerada uma forma evolutiva da intermação[14]. Como manifestações diferenciais importantes destacam-se, na intermação, também chamada de prostração ou exaustão térmica, a ausência de alterações neurológicas, a temperatura corporal abaixo de 40°C–41°C e a presença de sudorese, traduzida no cadáver pelo encontro de pele úmida (se a necropsia for realizada logo depois da morte). À medida que a vítima perde muita água pela sudorese, ocorre hipovolemia, compensada por vasoconstrição periférica, com cessação das perdas cutâneas de calor e instalação da insolação. Nessa situação, há o aumento da temperatura corporal para além de 40°C–41°C, instalação de manifestações neurológicas e aspecto seco, avermelhado e quente da pele[11].

239) Resposta: letra e

Nas intermações, o calor atua difusa e sistemicamente, com pouca repercussão cutânea, enquanto nas queimaduras ocorre exatamente o contrário[9].

240) Resposta: letra f

No caso das lesões contusas, punctórias e incisas (assim como em suas combinações), a energia envolvida na sua produção é a mecânica. Como é comumente veiculada por instrumentos (e não por meios), a energia mecânica foi, provavelmente por esse motivo, considerada à parte das outras energias físicas (barométrica, térmica, elétrica, radiativa, sonora)[9], as quais caracteristicamente se utilizam de meios (e não de instrumentos) como forma de atuação[1]. Entretanto, a energia mecânica é um tipo de energia física[4] (e uma das mais clássicas e mais importantes), dada pela soma das energias cinética e potencial, conceito que se verifica, por exemplo, quando se consideram as chamadas asfixias "mecânicas"[2]. Nessa modalidade traumática, a morte é causada por meio duplo, físico e químico, em que o primeiro é dado pelo impedimento respiratório provocado pela constrição do pescoço (enforcamento, estrangulamento e esganadura), obstrução das vias respiratórias (sufocação) ou substituição do meio aéreo (afogamento e soterramento)[9]. Em oposição às formas mecânicas de asfixia, existem as mortes devidas às intoxicações por monóxido de carbono e por confinamento, consideradas por alguns autores como modalidades químicas de energia letal[4,22].

241) **Resposta: letra c**

A proximidade com fornalhas, caldeiras e fornos, que são fontes industriais de calor, resulta mais comumente em intermação de causa acidental[1,4,11].

242) **Resposta: letra a**

As queimaduras de 1º grau estão mais comumente associadas à irradiação solar, que costuma afetar apenas a epiderme, produzindo eritema (sinal de Christinson). As outras alternativas costumam acarretar queimaduras de grau superior[9].

243) **Resposta: letra a**

É próprio das queimaduras de 1º grau afetarem a epiderme[9].

244) **Resposta: letra g**

Várias alternativas foram consideradas erradas, pois elas se referem a nomes dados a instrumentos (e não às lesões causadas por eles). Em vez de "perfurantes", "perfurocontundentes", "cortantes" e "perfurocortantes", a maioria dos autores prefere as denominações "punctórias", "perfurocontusas", "incisas" e "perfuroincisas"[2,7], apesar das objeções de França[9] que argumenta em favor dos ferimentos "cortantes" e "perfurocortantes", para contrapô-los às lesões cirúrgicas (incisas). Quando se consideram as feridas punctórias, perfuroincisas e perfurocontusas, vê-se que são elas as mais comumente transfixantes, pois é o caráter perfurante (presença de ponta) do instrumento lesivo que confere a eles uma grande capacidade de se aprofundar no corpo[1,2,3].

245) **Resposta: letra e**

Se a queda se verifica sobre os membros inferiores do corpo, originam-se fraturas dos terços inferiores das pernas e dos terços médios dos braços, estas últimas ocasionadas pela tentativa de amortecer o choque[9].

246) **Resposta: letra a**

A doença das montanhas, na sua forma clássica, tem como principal sintoma a cefaléia, que geralmente é intensa e possui localização frontal, sendo provavelmente causada por aumento do fluxo cerebral. Também é descrita uma forma maligna de mal das montanhas, caracterizada principalmente por edema de pulmão, causado provavelmente por aumento da permeabilidade vascular, por sua vez decorrente da elevação da pressão arterial pulmonar em função da hipoxia[11].

247) **Resposta: letra b**

Nos carbonizados, a tábua externa da calota craniana separa-se espontaneamente da interna. Se o crânio se romper, os ossos assim fraturados apresentarão bordas caracteristicamente evertidas, ajudando no diagnóstico diferencial com lesões produzidas em vida[22].

248) Resposta: letra c

Nos carbonizados, os pulmões revelam uma estrutura mais compacta e densa, de aspecto esplenizado, enquanto o coração, também rígido, pode às vezes herniar-se por um saco pericárdico roto[21]. As mortes por queimadura resultam em geral de acidentes domésticos ou de trabalho. São vítimas comuns as crianças, os embriagados e aqueles que se envolvem em acidentes de trânsito com incêndio de veículos[22].

249) Resposta: letra d

Nos carbonizados, a região do pescoço é relativamente protegida. Como não costuma se queimar, o local da gola da camisa deixa uma marca circular, que pode levar ao diagnóstico errôneo de sulco de estrangulamento[22].

250) Resposta: letra a

O hematoma térmico resulta de extravasamento pós-mortal de sangue, a partir de artérias queimadas e rompidas. Tem caracteristicamente cor carminada, com volumes variáveis, aspecto em favo de mel e localização extradural[22].

251) Resposta: letra c

Orifícios de entrada e saída podem ser provocados por instrumentos perfurantes, perfurocortantes e perfurocontundentes, produzindo feridas habitualmente chamadas transfixantes[3].

252) Resposta: letra g

Nesta questão, a premissa está errada, pois os instrumentos perfurocortantes, feitas as ressalvas das alternativas "a" e "c", produzem em geral feridas na forma de fendas. Como o instrumento perfurocortante secciona as fibras, a forma da ferida independe da região corporal, da posição da vítima, das linhas de força e do fato de ser produzida antes ou depois da morte[6]. Dentro de certos limites, a espessura da lâmina ou o seu ângulo de penetração não devem alterar significativamente a forma das feridas perfuroincisas.

253) **Resposta: letra b**

Às lesões corporais não-letais e letais provocadas pela eletricidade natural dão-se os nomes respectivos de fulguração e fulminação[7]. A eletroplessão acontece por atuação da eletricidade artificial, sendo tomada indistintamente para representar tanto as lesões corporais como os casos de morte[4,9]; no entanto, alguns autores[1,3,14] diferenciam-na numa forma letal, chamada de eletrocussão, que Almeida Jr[2] relaciona com execução judicial. Para Teixeira[22], é o termo "eletroplessão" que designa o acidente fatal por eletricidade artificial, enquanto "eletrocussão" é o nome genérico que se dá para os distúrbios produzidos por essa forma de eletricidade. Já que existe, nos acidentes causados por eletricidade artificial, tal controvérsia lingüística, seria interessante, para o legista iniciante, acrescentar à denominação "eletroplessão" um parênteses explicativo: (acidente não-fatal por eletricidade artificial), enquanto o termo "eletrocussão" pode se acompanhar de: (morte por eletricidade artificial).

254) **Resposta: letra e**

O sinal de Lichtenberg ou figuras do raio (fulminação e fulguração)[3] são desenhos em ziguezague, procedentes de fenômenos vasomotores, compatíveis com a vida[4], podendo no entanto desaparecer com a sobrevivência[9].

255) **Resposta: letra a**

Instrumento perfurante de médio calibre produz, numa mesma região, independentemente do ângulo de incidência, feridas punctórias de mesma direção, segundo a 2ª Lei de Filhos[7].

256) Resposta: letra b

Nos casos de instrumento perfurocortante, que muda de posição em relação ao corpo da vítima, as feridas terão direções diferentes, pois as linhas de força foram seccionadas, não se aplicando a 2ª Lei de Filhos[6].

257) Resposta: letra d

Decorrido um bom tempo após a morte, não há atuação das linhas de força, de tal modo que a ferida produzida por um instrumento perfurante de médio calibre permanecerá redonda (e não em casa de botão), sem adquirir qualquer direção especial. É possível que, logo após a morte, as fibras ainda mantenham um pouco de sua elasticidade, fato que propiciou o seu estudo em cadáveres por Filhos, em 1833 e por Langer, em 1861[11]. Como foi atingida uma mesma região, as quatro feridas iniciais, por terem a mesma direção, foram possivelmente causadas por um instrumento perfurante de médio calibre, segundo a 2ª Lei de Filhos[7], diferindo do último ferimento, que foi provavelmente determinado por um instrumento perfurocortante. Quanto à alternativa "b", uma outra possibilidade é a de que as quatro feridas iniciais tenham sido produzidas por instrumento perfurocortante que desferiu golpes vindos sempre de uma mesma direção. No entanto, essa hipótese é difícil de se admitir, pois a vítima e o agressor freqüentemente se deslocam durante a luta, fazendo com que se altere também a posição com que o agente lesivo entra na pele.

258) Resposta: letra c

Instrumentos perfurantes de médio calibre podem produzir feridas de variadas formas, segundo Filhos e Langer[7]. Como podem ser ovalares (2ª Lei de Filhos), triangulares e até quadrangulares (Lei de Langer), seria mais apropriado chamá-las de punctórias, em vez de puntiformes. Por outro lado, "perfurante" é denominação do instrumento e não da lesão causada por ele. Enfim, "transfixante" se refere à ferida que perspassa o corpo ou uma víscera, não sendo exclusiva dos instrumentos perfurantes[3].

259) Resposta: letra f

Todas as formas são possíveis, considerando-se as linhas de força das várias regiões do corpo, segundo Filhos (2ª Lei) e Langer[7]. As feridas puntiformes, em particular, resultarão da ação de instrumentos perfurantes de pequeno calibre[9].

260) Resposta: letra b

Considerando as duplas apresentadas em cada alternativa, sobressaem-se as armas brancas e de fogo como causas comuns de homicídio em nossa região e no Nordeste[1,9]. Os instrumentos perfurantes tendem a ser mais comumente utilizados por presidiários[22], enquanto os cortocontundentes e os cortantes são, respectivamente, de uso menos freqüente e de ação mais superficial[21]. As lesões punctórias sobressaem-se como possível causa de infanticídio[5], quando estiletes podem ser introduzidos nas moleiras de recém-nascidos com a intenção de lhes provocar a morte.

261) Resposta: letra b

Considerando as duplas apresentadas em cada alternativa, sobressaem-se as lesões provocadas por armas brancas e de fogo como causa de suicídio. Nessas ocasiões, são locais preferidos: o crânio, para as lesões perfurocontusas, e os pulsos, para as feridas incisas[22]. Merecem ainda destaque, como lesões suicidas, aquelas provocadas por instrumentos perfurocortantes, atingindo preferencialmente a cavidade abdominal[3].

262) Resposta: letra c

Nas precipitações, lesões por arma de fogo e arremesso sob as rodas de um trem estão envolvidos, respectivamente, agentes contundentes, perfurocontundentes e cortocontundentes[9]. Nessa última eventualidade, aplica-se o termo "espostejamento" para referir-se ao que acontece nos acidentes ferroviários, quando o corpo se reduz a fragmentos diversos e irregulares em que, além das lesões cortocontusas, provocadas pelas rodas, existem também feridas contusas causadas pelo impacto do trem[11]. Quanto à alternativa "a", deve ser salientado que cortocontundente é o instrumento (não a lesão).

263) Resposta: letra c

O maior contato com a terra (chão úmido, pés descalços) facilita a condução elétrica. Assim também o fazem a emoção e as variações constitucionais: certos indivíduos mostram-se sensíveis ao contato com um simples receptor telefônico ou com uma lâmpada elétrica. Já a mão calejada de um operário oferece aumento de resistência à passagem elétrica, assim como os pés calçados[2].

264) Resposta: letra c

Ao contrário das feridas produzidas por instrumentos perfurocortantes, que são geralmente fendiformes, independentemente da posição da vítima e da região em que foram produzidas, as causadas por agentes perfurantes de médio calibre podem possuir diferentes formas, dependendo das linhas de força da região atingida, segundo Filhos (2ª Lei) e Langer[7]. A atuação plena das linhas de força se faz somente no vivente, tratando-se, portanto, de reação vital[23]. Hercules[11], entretanto, relata que, também após a morte, as fibras ainda mantêm um pouco de sua elasticidade, fato que propiciou o seu estudo em cadáveres por Filhos, em 1833, e por Langer, em 1861.

265) **Resposta: letra c**

Por excessiva ação luminosa, ocorre o aparecimento de catarata[2,14], que Hercules[11] relaciona etiopatogeneticamente com o efeito térmico da corrente elétrica. Esta condição é classicamente conhecida com o nome de oftalmia elétrica[1,10]. Teixeira[22] cita a catarata como complicação da eletricidade artificial. As outras alterações oculares, referidas nas alternativas restantes, não são citadas pelos autores.

266) **Resposta: letra d**

Como seqüela da fulguração, pode ocorrer surdez, quase sempre unilateral, provocada pelo rompimento da membrana timpânica, por sua vez causado pelo deslocamento de ar produzido pelo raio[9]. Além da rotura do tímpano e hemorragia do ouvido médio, Teixeira[22] refere-se ainda a lesões dos nervos óptico, acústico e facial.

267) **Resposta: letra c**

No couro cabeludo, as lesões por corrente elétrica podem acarretar grandes perdas teciduais, resultando no aspecto de destacamento em casca, semelhante ao que se verifica em certos frutos[9].

268) **Resposta: letra d**

Nas correntes de baixa tensão (110 a 220 volts), a lesão de entrada tem cor branco-amarelada[9]. Alternativamente, ela pode ser pardo-acinzentada, endurecida (dando a impressão de um corpo encravado na pele), arredondada ou comprida, conforme o contato perpendicular (de ponta) ou tangencial do condutor com o corpo[21]. Nas correntes de média e alta tensão, associam-se os efeitos do calor local[9], distinção desprezada por outros autores[2,4,22], que consideram as marcas elétricas de Jellinek como queimaduras, pura e simplesmente, atribuindo a elas a cor enegrecida, própria dessas lesões. Deve ser salientado que, muitas vezes, essa marca é tão discreta, que pode passar despercebida ou mesmo estar ausente[3]. De qualquer modo, quando presente, ela tem significado especial, pois representa a porta de entrada da corrente elétrica, principalmente se vier acompanhada das marcas do condutor[9]. Para o legista iniciante, será suficiente o reconhecimento diagnóstico da "marca elétrica", haja ou não queimadura, assinalando, se existir, a presença dos caracteres do condutor, critério indiscutível de lesão de entrada.

269) Resposta: letra c

A transformação de energia elétrica em calor (efeito Joule) provoca a fusão do tecido ósseo em pequenas esferas, conhecidas como "pérolas"[1,9], que podem ser encontradas no local do acidente, restando no osso uma solução de continuidade[10].

270) Resposta: letra a

O líquido amniótico diminui a resistência ao fluxo elétrico, que penetra no corpo fetal com pouca produção de calor (efeito Joule), insuficiente para produzir lesões cutâneas. Fato semelhante ocorre quando a vítima está totalmente submersa em água: mesmo uma corrente de 110 volts pode desencadear uma descarga mortal, sem lesões aparentes ao exame externo[2,22].

271) Resposta: letra d

A transformação da energia elétrica em calor (efeito Joule) com a conseqüente carbonização da pele pode ter efeito isolante, protegendo o organismo dos efeitos da corrente elétrica[2].

272) Resposta: letra d

É mais apropriado afirmar que não há evidências de tiro disparado de perto, visto que a ausência de zonas de contorno não exclui a possibilidade de disparo em curta distância. Com efeito, as zonas de tatuagem, de esfumaçamento e de queimadura, tão típicas de tiro em curta distância e de disparos a queima-roupa, podem estar ausentes, principalmente se houver interposição de vestes[1,11,22]. Além da análise dos órgãos atingidos, a união, por uma linha imaginária, dos orifícios de entrada e de saída, fornece uma estimativa do trajeto (de cima para baixo, da esquerda para a direita e de trás para a frente ou vice-versa)[8]. A causa da morte poderá ser indicada com base nas lesões apresentadas: traumatismo cranioencefálico, hemotórax e choque hipovolêmico (por penetração do pulmão) etc.

273) Resposta: letra a

A classificação com base nas alterações cutâneas resulta dos efeitos diretos da geladura sobre a pele, enquanto a ação generalizada e difusa do frio, também chamada hipotermia[11], presente, por exemplo, em ambientes refrigerados[8], traduz-se pelas alterações nervosas, constando de sonolência, delírios e convulsões, podendo advir a morte[3,21]. De acordo com a queda da temperatura, a hipotermia costuma ser dividida em leve (entre 35° e 32°C), moderada (entre 32°C e 28°C) e grave (abaixo de 28°C)[11]. Entre os fatores individuais que predispõem a vítima à ação acidental e generalizada do frio estão: a fadiga, a idade, o alcoolismo e certas perturbações mentais[9]. Mesmo indivíduos hígidos podem eventualmente morrer por ação generalizada do frio, como é o caso de naufrágios e acidentes com alpinistas[11]. A ulceração caracteriza o 3º grau das geladuras[3], enquanto a gangrena e a desarticulação apendicular são próprias do 4º grau[9]. Como ação localizada e direta do frio, citam-se os pés de trincheira, vistos na 1ª Grande Guerra, caracterizados por gangrena conseqüente ao contato com a neve[7]. Como exemplo de acidente coletivo, refere-se a retirada do exército de Napoleão, quase que totalmente dizimado pelo frio, em 1812[21].

274) **Resposta: letra f**

Todos esses fatores individuais estão relacionados com a morte por ação generalizada do frio[9,21]. São especialmente vulneráveis: as crianças (por causa da alta relação superfície/massa corporal que possuem) e os idosos, porque sua capacidade de gerar calor é menor em face de seu estilo sedentário e sua atrofia muscular. O álcool embota a reação ao frio, por depressão dos centros termorreguladores, além de causar vasodilatação superficial, tornando o indivíduo mais suscetível à perda de calor[11].

275) **Resposta: letra d**

A broncopneumonia foi provocada pela baixa da imunidade, que, por sua vez, deveu-se à hipotermia. Em nosso país, o frio mata por causas mais comumente secundárias (complicações) do que primárias (ação imediata do frio)[11].

276) **Resposta: letra d**

Na morte pela ação generalizada do frio, há elementos necroscópicos inespecíficos que apenas sugerem o diagnóstico, entre eles: hipóstases vermelho-claras, rigidez cadavérica precoce e intensa, sangue pouco escuro, anemia cerebral, congestão poliviscaral, disjunção das suturas cranianas, repleção das cavidades cardíacas, espuma sanguinolenta nas vias respiratórias, flictenas cutâneas ou aspecto anserino da pele[8,9,21]. Citam-se ainda edema e hemorragias pulmonares, erosões da mucosa gástrica (úlceras de Wischnevsky) e pancreatite hemorrágica com focos de esteatonecrose, provavelmente causadas por pequenos infartos relacionados com estagnação da microcirculação[11].

277) **Resposta: letra c**

Na morte por ação generalizada do frio, as alterações cefálicas caracterizam-se pela disjunção das suturas cranianas[9]. Além de todas essas lesões, estão também presentes:

hipóstases de cor vermelho-viva, por causa da maior estabilidade da oxiemoglobina frente ao frio; dilatação das cavidades do coração, sugerindo insuficiência cardíaca congestiva; e equimoses pleurais e do pescoço com espuma sanguinolenta das vias respiratórias, indicando possível mecanismo asfíxico[8,11,21].

278) Resposta: letra f

O colorido vermelho-claro das manchas de hipóstase deriva da maior estabilidade da oxiemoglobina frente ao frio[11]. A palidez cutânea e a congestão polivisceral são facilmente explicadas pela vasoconstrição e vasodilatação, respectivamente[3]. Com o aumento do retorno venoso (ocasionado pela vasodilatação central), há insuficiência cardíaca (com dilatação das cavidades ventriculares e atriais), agravada por taquicardia, vasoconstrição periférica e aumento da pressão arterial (conseqüentes à reação adrenérgica ao frio)[11]. A espuma sanguinolenta nas vias respiratórias e as petéquias pleurais podem decorrer do aumento da pressão hidrostática capilar (por congestão vascular), com extravasamento plasmático e de hemácias, mecanismo comum nas asfixias[21]. É ainda interessante observar que, para Hercules[11], o sangue torna-se mais viscoso, por aumento da concentração, devido a três mecanismos: fuga de líquido para o espaço intersticial, desidratação e incremento da diurese. Para outros autores, no entanto, o sangue dos vitimados pelo frio é fluido e pouco coagulável[8,9,21]. Entre esse dois grupos, as evidências parecem apontar para uma maior hiperviscosidade sanguínea, já que a ocorrência de trombose coronária em indivíduos hipotérmicos é mais comum[11].

279) Resposta: letra d

A disjunção das suturas cranianas é uma alteração que pode ser observada como conseqüência da ação generalizada do frio[8,9]. São mais característicos dessa ação a palidez cutânea (em vez do eritema) e a cor vermelho-viva das hipóstases[21]. Quanto à coagulação sangüínea, existem autores que relatam uma fluidez do sangue[8,9], enquanto Hercules[11] opta por uma maior coagulabilidade.

280) Resposta: letra f

Em todas essas situações, observa-se morte por ação generalizada do frio[4,7]. Ressaltem-se em nosso meio a falta de moradia, a má alimentação e a carência de agasalhos como condições propícias para o aparecimento de hipotermia[11]. Com relação às crianças, a morte por hipotermia pode ser conseqüência de omissão[21].

281) Resposta: letra b

Os pés de trincheira são exemplos típicos da ação local do frio[9]. Descritos na 1ª Grande Guerra (1914-1918), essas lesões surgem como gangrena dos pés, pela imobilidade e uso de calçados inadequados[8]. A ação generalizada do frio (hipotermia) reflete-se, sobretudo, no sistema nervoso central, com o aparecimento de sonolência, delírios e convulsões[7,9]. As termonoses englobam os quadros resultantes da ação difusa do calor, incluindo a insolação e a intermação[1].

282) Resposta: letra d

A desarticulação (gangrena) é marca do 4º grau, enquanto o 3º grau se refere à ulceração com necrose[3,9]. Numa outra classificação, alguns autores se referem ao 3º grau como "gangrena" ou "necrose", sem incluir o 4º grau[1,7].

283) Resposta: letra a

A insolação é classicamente definida em função do calor cósmico, enquanto a intermação se origina da ação do calor artificial[1,8]. Para outros autores, no entanto, dá-se o nome de insolação à ação direta dos raios solares sobre o organismo, enquanto na intermação, também chamada de golpe de calor, a elevação da temperatura é provocada em espaços confinados, sem a influência direta do sol[3,4], de maneira natural ou artificial[7]. Modernamente, a diferenciação entre intermação (ou exaustão térmica) e insolação se faz em termos clínicos, caracterizando-se a segunda pela presença de manifestações neurológicas, entre elas, irritabilidade, convulsões e coma. Também chama a atenção, na insolação, a pele quente e seca, a temperatura corporal acima de 41°C e a presença de alucinações e delírios, que causam às vezes situações bizarras, como a desarrumação de móveis e o encontro da vítima em locais inusitados, como, por exemplo, embaixo da cama. Contrariamente à insolação, citam-se, na intermação, a umidade extrema da pele (sudorese) e a ausência de manifestações neurológicas[11]. Embora possuam alguns aspectos diversos, a intermação e a insolação são de difícil diagnóstico diferencial (mesmo no vivente), sendo a causa da morte de estabelecimento apenas provável.

284) Resposta: letra c

Conforme se distancie do alvo, o tiro deixará de produzir, em primeiro lugar, a zona de chamuscamento; em segundo, a zona de esfumaçamento; em terceiro, a zona de tatuagem[5]. Mencionem-se ainda as partículas metálicas que, por possuírem densidade maior do que a dos grânulos de pólvora, possibilitam esclarecimento a respeito do tiro disparado de maior distância[2]. Entre elas estão o chumbo e o antimônio, dos projéteis não encamisados, enquanto para os projéteis encamisados se destacam o cobre e o zinco. Nitrito, nitrato e estifnato são exemplos de partículas não-metálicas, também arremessadas pela boca do cano por ocasião do disparo[24]. O bário e cálcio, apesar de serem metais (alcalino-terrosos), são incluídos no grupo dos não-metálicos, provavelmente devido ao fato de não serem encontrados livres na natureza, já que são muito reativos.

285) Resposta: letra e

Instrumentos perfurantes, como estiletes, podem ser introduzidos nas fontanelas ou na região suboccipital de recém-nascidos para causar-lhes a morte (infanticídio)[22]. Lembrar-se que "perfurantes" são os instrumentos, enquanto "punctórias" são as feridas causadas por eles.

286) Resposta: letra b

Nos acidentes de trânsito, o agente lesivo é do tipo contundente, sendo então "contusas" as feridas causadas por eles[11]. Como costuma haver, nesses casos, arrancamento de tecidos moles, essas feridas são também chamadas de lacerocontusas[2], apesar das objeções de França[9]. Quanto à alternativa "c", não é só porque houve abertura da pele que os ferimentos devam ser denominados de cortocontusos: se a lesão possuir, entre outras características, pontes teciduais e bordas equimosadas, sem cauda de escoriação, muito provavelmente terá sido ela causada por um instrumento contundente, mesmo que às vezes se apresente linear e, portanto, semelhante a uma ferida incisa ou cortocontusa. Em todo caso, a denominação final da lesão deverá ser feita pelo legista, ao examinar localmente as características do ferimento. Lembrar-se que "perfurantes" e "perfurocontundentes" são nomes de instrumentos, e não de feridas.

287) Resposta: letra c

As correntes alternadas são mais perigosas do que as contínuas, principalmente aquelas de menor freqüência, enquanto as de maior freqüência têm apenas efeito calórico, encontrando aplicação em tratamentos fisioterápicos (diatermia)[4,14,22]. A corrente elétrica é chamada de contínua quando os pólos permanecem constantes; e de alternada, quando eles trocam de sinal periodicamente. A velocidade com que os pólos da corrente trocam de sinal é denominada de freqüência ou ciclagem, e é medida em ciclos por segundo (Hertz). Portanto, freqüência é uma propriedade exclusiva das correntes alternadas[11].

288) **Resposta: letra d**

Em um caso de morte possivelmente devida à intoxicação por clorofórmio, o hilo pulmonar, incluindo o brônquio e vasos sangüíneos, deve ser amarrado, a fim de impedir a volatilização da substância[11]. Em casos assim, pode também ser enviado um fragmento de pulmão (50 g), sem ser acrescido formol ou qualquer outro conservante, bastando que se coloque o material no congelador, segundo as recomendações para coleta e encaminhamento de amostras biológicas para análise toxicológica do Núcleo de Toxicologia Forense da Superintendência da Polícia Técnico-Científica (SSP)[20].

289) **Resposta: letra b**

Como são as mãos que tocam as fontes elétricas e é pelos pés que a eletricidade escoa para o solo, é nessas regiões corporais que geralmente se situam as lesões de entrada e de saída da corrente elétrica. São também vistos acidentes elétricos em que o circuito é: mão-antebraço, mão-cotovelo, mão-braço, mão-mão, cabeça-pé, além de outros[22].

290) **Resposta: letra d**

Nos acidentes causados por eletricidade meteórica, a morte imediata geralmente se dá por síncope respiratória, cardíaca ou cerebral[7], enquanto a morte tardia, que sobrevém horas ou dias depois do acidente, pode ser o resultado de lesões secundariamente produzidas[2], tais como queimaduras, fraturas, feridas contusas, erosões e outros tipos de contusão, que Gomes[10] cita como lesões eletromecânicas. Nesses casos, a morte é oriunda da queda: ao receber o choque elétrico, a vítima é precipitada ao solo, com o aparecimento de lesões contusas[9].

291) **Resposta: letra b**

A morte por eletricidade industrial pode determinar o aparecimento de pontilhado hemorrágico no assoalho dos 3º e 4º ventrículos que, nos casos de morte por tortura, confirma a natureza eletroplessórica do óbito, principalmente se acompanhado da marca de Jellinek. As pequenas hemorragias no pescoço, dorso e tórax, descritas por França[9] como sinal de Piacentino, não aparecem no trabalho desse autor[16].

292) Resposta: letra e

Nos acidentes, mortais ou não, por eletricidade industrial (eletroplessão e eletrocussão), pode ser encontrada a marca elétrica de Jellinek[7]. Enquanto alguns autores[1,3,9,14,21] diferenciam-na das queimaduras, outros há que não fazem essa distinção[2,4,11,22]. Para França[9] e Arbenz[3], a marca elétrica de Jellinek é ainda mais significativa por indicar o ponto de entrada da corrente elétrica, enquanto outros autores usam a mesma denominação para também se referir aos pontos de saída[2,4,22]. A cor da marca elétrica é também de observação variável, sendo pardo-acinzentada[21], esbranquiçada[1], branco-amarelada[9] ou escura[2,4], por causa da associação com os efeitos térmicos, principalmente aqueles determinados por correntes de média e alta tensão (efeito Joule)[21]. Teixeira[22] descreve as marcas elétricas como queimaduras de "entrada" e "saída", caracterizadas por aspecto crateriforme, de margens elevadas, com fundo escuro e bordas acinzentadas ou amareladas. Para o legista iniciante, será importante, em primeiro lugar, o reconhecimento diagnóstico da lesão; e, em segundo lugar, será suficiente para ele a denominação de: marca elétrica, com ou sem queimadura, assinalando, se houver, a presença dos caracteres do condutor, critério fundamental para a identificação segura da porta de entrada.

293) Resposta: letra e

Nas vítimas fatais por correntes elétricas de baixa tensão, o exame interno não costuma revelar sinais típicos[22]. São encontradas alterações inespecíficas como: congestão dos pulmões, meninges e encéfalo; hemorragias subpleurais, subepicárdicas e dos ventrículos cerebrais (3º e 4º); fluidez do sangue; dilatação e repleção sangüínea das cavidades cardíacas[4,9]. É de se notar que, devido à congestão, há também edema pulmonar, que pode ser tão pronunciado a ponto de se exteriorizar pela boca e pelo nariz, sob a forma de espuma[10], chamado de "falso" cogumelo dos eletrocutados[14]. Poderá também ser digna de observação a cor do rosto, que se mostra azul, quando a morte se dá por tetanização respiratória (80% dos casos) ou branco, quando ocorre parada cardíaca (20% dos casos)[14]. Teixeira[22] chama a atenção para a pesquisa de eventuais fraturas ósseas, determinadas pelas contrações musculares tetânicas, causadas pelo estímulo elétrico. Ao contrário das vítimas de baixa tensão, as de alta tensão mostram intensas e extensas queimaduras, que dominam o quadro morfológico, comprometendo não só a pele como também ossos e órgãos internos[9], onde se traduzem por necrose coagulativa ou carbonização, principalmente de fígado, pâncreas e intestinos, além do tecido muscular esquelético[22].

294) Resposta: letra d

Metalização elétrica é a impregnação da pele por partículas provenientes da fusão e vaporização dos condutores elétricos, ocorrendo no pólo positivo e às vezes associada à marca elétrica de Jellinek[14]. O local metalizado apresenta superfície áspera, dura e seca[10] ou então apresenta descamação da pele[9], no fundo da qual se observam as partículas metálicas, que podem ser pardo-escuras (quando provierem do ferro) ou pardo-amareladas (se originárias do cobre)[1]. Podem também surgir os "salpicos metálicos", distribuídos de forma mais dispersa[5]. Todas as outras alternativas são mais comumente observadas em acidentes por eletricidade meteórica. Nesses casos, destacam-se ainda as perfurações do sapato, os chamuscamentos da roupa e os sinais de descarga natural nas vizinhanças[2]. Chama-se também a atenção para a ausência eventual de lesões tegumentares em indivíduos fulminados: nesses casos, as lacerações das vestes, por causa da explosão do raio, podem fornecer um primeiro indício da etiologia elétrica[9].

295) Resposta: letra f

Devido ao alto conteúdo em água, sangue e músculos são os tecidos de menor impedância[11]. Compreende-se assim porque o coração é comumente atingido pela corrente elétrica (condução pelo sangue), principalmente quando se instala o circuito mão-pé, ocasião em que pode advir a morte por parada cardíaca. No circuito cabeça-pé, quando a corrente elétrica passa pelo encéfalo, é atingido o centro bulbar da respiração, provocando a morte por parada respiratória[22].

296) Resposta: letra d

Quando a vítima sobreviver à ação da eletricidade cósmica, pode instalar-se a catarata (oftalmia elétrica)[1], decorrente da excessiva luminosidade[14] ou então do efeito térmico[11], que altera a estrutura do cristalino. Ao contrário da catarata, que costuma surgir tardiamente, a ceratite é complicação imediata, atribuída à ação excessiva dos raios ultravioleta que, absorvidos pelas células epiteliais corneanas, tornam-nas tumefeitas e degeneradas, acabando por descamar[11]. Teixeira[22] cita a catarata como lesão resultante de eletricidade artificial.

297) Resposta: letra c

Correntes de baixa tensão (acima, entretanto, de uma certa intensidade) agem diretamente sobre o coração, produzindo-se fibrilação ventricular, geralmente mortal[2,8]. A inibição do centro respiratório se processa com correntes de alta tensão (acima de 1.200 volts), enquanto as correntes intermediárias (entre 120 e 1.200 volts) determinam tipicamente tetanização respiratória[7,9], associada ou não à fibrilação ventricular[3,14]. Teixeira[22] divide as paradas respiratórias provocadas pela eletricidade em dois tipos: a periférica, ocasionada por correntes elétricas de baixa tensão, insuficientes para produzir fibrilação ventricular, mas que causam, na caixa torácica, tetania muscular; e central, quando em seu trajeto a corrente elétrica passa pelo bulbo, ocasionando inibição do centro respiratório. Hercules[11] salienta que a parada respiratória de origem periférica se processa quando correntes elétricas de 20 a 50 mA passam pelo tronco do indivíduo, afetando o diafragma e os demais músculos respiratórios.

298) **Resposta: letra c**

Nos envenenamentos ofídicos, é fundamental o critério experimental ou biológico, pois os meios químico-analíticos se mostram ineficazes na identificação do veneno[2]. É evidente que, nesse caso, os critérios circunstancial e clínico são também importantes, culminando com o médico-legal, que é o mais significativo de todos[9]. Quanto aos critérios biológicos, Almeida Jr.[2] chama a atenção para o fato de que servem eles muito mais para comprovar a presença de tóxicos do que para descobri-los.

299) **Resposta: letra d**

Todas as respostas estão corretas, com exceção da alternativa "d", já que nos casos de inanição crônica existe adelgaçamento e quase transparência das alças intestinais[10].

300) **Resposta: letra d**

Em casos de morte por derivados de morfina, não pode deixar de ser colhida a bile. O cérebro e o pulmão são importantes para a pesquisa de barbitúricos e drogas anestésicas, respectivamente[9].

301) **Resposta: letra b**

Em casos de envenenamento crônico por metais pesados, não pode deixar de ser colhida amostra de cabelos, unhas e ossos[9]. A intoxicação por chumbo, em particular, deve ser pesquisada, especialmente no fêmur[22].

302) **Resposta: letra f**

Em casos de suspeita de envenenamento, o estômago é retirado inteiro, sem abrir, com ligaduras proximais e distais[2,9]. É interessante observar que os autores falam em dados fornecidos pelos conteúdos gástrico e intestinal, quando está em jogo a ingestão de venenos[8]. Certamente, tais observações deverão ser realizadas por quem vai receber o material, e não propriamente pelo legista iniciante. Algumas delas são: resíduos amarelados na mucosa gástrica e conteúdo marrom do estômago, em casos de envenenamento por arsênico; a cor azul-esverdeada, amarelada e marrom-escura da mucosa gástrica, nos casos de intoxicação por cobre, ácido nítrico e permanganato de potássio, respectivamente[22]. Alcântara[1] refere ainda, para o conteúdo gástrico, as cores azulada, vermelha e verde, respectivamente relacionadas com envenenamentos por iodo, manganês e arsênico, além do aspecto em borra-de-café, associado às cantáridas. Poderão ser pesquisadas, pelo legista propriamente dito, as alterações do odor: de álcool, nas mortes em estado de embriaguez alcoólica; de amêndoas amargas, nos envenenamentos por cianeto; de ovo podre, nos envenenamentos por gás sulfídrico[1,22]. Nas mortes por envenenamento, cabe ainda o envio, pelo médico-legista, de amostras de sangue (cavidades cardíacas/femoral) e de urina, que pode ser colhida por punção ou abertura da bexiga, e dos órgãos sólidos pertinentes, como fígado, rins e cérebro; os pulmões devem ser especialmente enviados em casos de envenenamento por gases, e o fêmur deve ser separado nas intoxicações por chumbo[2,22].

303) **Resposta: letra d**

Ao seccionar as estruturas teciduais, o instrumento perfurocortante destrói as linhas de força[6], sendo aqui inválidas as Leis de Filhos e de Langer, que só se aplicam às feridas punctórias. A direção das feridas vai depender da maneira com a qual o instrumento atingiu o corpo do indivíduo.

304) **Resposta: letra b**

A mitridatização refere-se a uma maior resistência aos efeitos do arsênico[9], adquirida pelo uso reiterado desse veneno (energia química)[2]. Reitere-se que o principal elemento para a pesquisa de arsênico são os cabelos, que devem ser arrancados, por tração, com a raiz, na maior quantidade possível, e atados em chumaços pelas extremidades[22].

305) **Resposta: letra c**

A principal via de eliminação dos venenos é o rim, fato que indica a necessidade da coleta de urina a fim de se proceder ao seu exame[22]. Vem a seguir o aparelho digestivo, cujas glândulas dão saída ao mercúrio, arsênico, iodetos e alcalóides. O fígado expele alguns tóxicos, pela bile ou pelo sangue, enquanto os pulmões eliminam as substâncias voláteis. Pelas glândulas sudoríparas saem o arsênico, o chumbo e a morfina[2].

306) **Resposta: letra f**

O arsênico existe, normal e previamente, em quantidades mínimas, nos cabelos. Alguns tipos de solo são suficientemente ricos em arsênico para "contaminar" um cadáver. Devido a isso, numa inumação com essa suspeita, deve ser colhida, para efeito comparativo, terra próxima e distante do caixão (2 m)[22]. Todas as outras alternativas referem-se a produtos cadavéricos, incluindo-se as ptomaínas, que podem ser confundidas com a estricnina e a digitalina[2].

307) **Resposta: letra d**

Doses mínimas de aconitina podem ser mortais, sendo nessa situação dificilmente encontrada e identificada no cadáver. Outras condições em que se produz o "envenenamento sem veneno" são: quando o tóxico se decompõe no organismo, tornando-se irreconhecível; quando a substância venenosa escapa à pesquisa química (veneno de cobra); quando o veneno, depois de produzir as lesões mortais, é eliminado ainda em vida por vômito, diarréia ou urina; quando a decomposição cadavérica desintegra o veneno (digitalina, atropina)[2].

308) Resposta: letra e

O critério anatomopatológico engloba o exame externo e interno do cadáver[2,8], incluindo-se as pesquisas histopatológicas que venham eventualmente a ser solicitadas[14]. Por sua vez, o critério médico-legal é produzido pela síntese de todos os outros, tendo em vista um resultado lógico e conclusivo[9].

309) Resposta: letra c

A via mais comum é a oral, sendo exemplos típicos os casos de ingestão excessiva de barbitúricos, arsênico, cianeto e os biocidas em geral (formicidas, raticidas, praguicidas). As substâncias voláteis e os gases, como monóxido de carbono e ácido cianídrico, penetram pela via respiratória, atingindo os alvéolos e o sangue com tal rapidez que a morte pode sobrevir quase que instantaneamente. Os morfinômanos adotam a via hipodérmica, enquanto os cocainômanos chegam a perfurar o septo nasal por causa da inalação do seu tóxico. Embora algumas substâncias possam ser absorvidas pela pele (parathion, tricloroetileno, nitrobenzeno, tetracloreto de carbono, fenol), a via cutânea é a de menor interesse em medicina legal. A via parenteral (subcutânea, intramuscular ou intravenosa) é raramente utilizada em crimes. Delinqüentes e mulheres de presidiários podem fazer uso das vias retal e vaginal para o transporte de maconha e psicotrópicos[2,22].

310) Resposta: letra b

As escaras produzidas pelo ácido sulfúrico (vitriolagem) são geralmente enegrecidas (principalmente quando utilizado na forma concentrada), por causa da extrema avidez por água que tem essa substância, realizando no local uma verdadeira carbonização[1,8,10]. Para França[9] e Maranhão[14], no entanto, as escaras determinadas pela vitriolagem são esbranquiçadas, tornando-se negras rapidamente ou com o contato prolongado[11].

311) **Resposta: letra d**

Pela reação xantoprotéica que causa sobre a pele, o ácido nítrico produz classicamente escaras amareladas[1,10]. O ácido fênico causa escaras esbranquiçadas[8,9] ou cinzentas[1].

312) **Resposta: letra c**

O hidróxido de sódio e o hidróxido de potássio, popularmente conhecidos como "soda" e "potassa", são ambos liquefacientes, produzindo, portanto, escaras úmidas, translúcidas e moles[14]. As lesões causadas por cáusticos (*kaustikos* = o que queima, segundo Gomes[10]) são, ao contrário, coagulantes, endurecidas e de tonalidade diversa da pele[9], sendo exemplos o nitrato de prata e o cloreto de zinco, além dos ácidos sulfúrico, clorídrico e fênico[8].

313) **Resposta: letra a**

Devem ser enviados em casos de morte por envenenamento: sangue (cardíaco/femoral) na quantidade de 50 mL (ou mais), urina (50 mL ou mais), rim (100 g), fígado (100 g), pulmão (50 g – suspeita de intoxicação por agentes voláteis) e estômago com conteúdo (amarrado nas duas extremidades). Ao sangue, não se deve acrescentar anticoagulante (desnecessário, dada a incoagulabilidade cadavérica), conservantes ou qualquer outra substância. Diga-se o mesmo dos fragmentos viscerais, que não devem ser colocados em formol, bastando que tanto os órgãos como o sangue e a urina sejam colocados no congelador, segundo as recomendações para coleta e encaminhamento de amostras biológicas para análise toxicológica do Núcleo de Toxicologia Forense da Superintendência da Polícia Técnico-Científica (SSP)[20]. No cadáver em putrefação, no entanto, nem sempre isso é possível, principalmente com relação ao sangue e à urina, cuja coleta pode ficar prejudicada em função dos gases putrefativos formados na cavidade abdominal, que, por pressão, expulsam os líquidos orgânicos (incluindo o conteúdo gástrico) dos seus locais de origem, tornando-se difícil a amostragem desses materiais; nessa eventualidade, pode ser de auxílio à análise toxicológica a coleta de transudato pleural, formado pelo mesmo processo, no qual os pulmões são pressionados para cima pelos gases putrefativos do abdome, deixando transudar líquido para a cavidade torácica[11].

314) **Resposta: letra a**

As escaras resultantes da ação dos álcalis são caracteristicamente úmidas, moles e untuosas, enquanto os sais e os ácidos costumam produzir lesões secas associadas à cor branca, no primeiro caso, e de tonalidades diversas, no segundo[9].

315) **Resposta: letra b**

Por causa da metabolização do ácido fênico, a urina torna-se verde-escura. Na necropsia, chama a atenção o odor fenólico do conteúdo gástrico, além das placas branco-azuladas que se localizam ao longo de toda a mucosa digestiva[4].

316) **Resposta: letra a**

Em crianças, pode existir intoxicação por fósforo, quando fogos de artifício são levados à boca. Ingestão de raticidas é uma outra causa de envenenamento por esta substância. A hepatite por ingestão de fósforo é muito freqüente e grave; na necroscopia, o odor aliáceo do sangue e dos conteúdos gástrico e intestinal poderá sugerir fortemente o diagnóstico[4].

317) **Resposta: letra d**

Nas intoxicações crônicas por mercúrio (hidrargirismo), é freqüente o aparecimento de estomatite mercurial, com odor fétido e ulcerações de palato e gengivas. É também muitas vezes visível uma linha azul, localizando-se nas gengivas, perto das inserções dentárias, que pode também aparecer nas intoxicações por chumbo[4].

318) **Resposta: letra e**

Utilizado em curtumes, o cromo é causa freqüente de intoxicações profissionais. Inalado ou em contato com a pele, este metal pode cronicamente determinar alterações eczematosas e ulcerações mucosas, incluindo a perfuração do septo nasal[4].

319) **Resposta: letra e**

Nas condições normais de temperatura e pressão, o cloro se apresenta em estado gasoso, sendo altamente irritante para as mucosas do aparelho respiratório. Nas intoxicações agudas, o quadro clínico-morfológico se traduz por tosse, constrição brônquica, edema pulmonar e morte[4].

320) **Resposta: letra a**

Na maioria das vezes, o envenenamento por cádmio é profissional e acidental, surgindo principalmente nos trabalhadores que lidam com galvanoplastia e na fabricação de baterias. Na intoxicação aguda pelo cádmio, a morte pode ocorrer em até 3 dias, por insuficiência respiratória, além de comprometimento renal, hepático e cardíaco. Fibrose pulmonar semelhante à que ocorre nas pneumoconioses é mais típica da intoxicação crônica[4].

321) **Resposta: letra d**

O envenenamento por chumbo é freqüente em crianças e em trabalhadores que lidam com acumuladores, soldas e polimento de carrocerias de automóveis. Os efeitos mais graves da absorção de chumbo decorrem de sua ação sobre o sistema nervoso central e periférico, descrevendo-se uma encefalopatia saturnina e paralisia dos músculos extensores dos braços e pernas[4].

322) Resposta: letra b

Na fabricação de lâmpadas fluorescentes, pode ocorrer a intoxicação pelo berílio, que provoca um quadro respiratório agudo ou então pneumoconiose granulomatosa[4].

323) Resposta: letra c

Líquido volátil e de odor penetrante e desagradável, o bissulfeto de carbono é utilizado na fabricação artificial da seda. É o hálito fétido que freqüentemente sugere o diagnóstico de intoxicação por bissulfeto de carbono, que agudamente compromete o sistema nervoso central, levando à morte por paralisia do centro respiratório[4].

324) Resposta: letra a

O arsênico, comumente presente em raticidas, determina um quadro digestivo agudo, caracterizado por náuseas, vômitos e diarréia, com expulsão de um material esbranquiçado. As alterações cardiovasculares, caracterizadas por queda da pressão arterial e choque são secundárias; a forma nervosa da intoxicação pode assumir graus variados, indo desde uma tontura até o torpor e coma[4].

325) Resposta: letra a

Com a inalação crônica e repetida de gases fosforados, pode se desenvolver uma grave e característica necrose mandibular, ocasionada pela fixação do veneno a esse osso[4].

326) **Resposta: letra a**

Com a inalação crônica e repetida de gases fosforados, pode se desenvolver uma grave e característica necrose mandibular, ocasionada pela fixação do veneno a esse osso[4].

327) **Resposta: letra c**

O espectro se inicia pela cor avermelhada, com a saída da hemoglobina da hemácia, terminando com a cor amarelada, para desaparecer depois do 22º dia[1].

328) **Resposta: letra c**

As lesões produzidas nos acidentes aéreos são muito diversificadas, variando desde as contusões até a carbonização. Nessas ocorrências, devido ao grande número de vítimas, devem prevalecer a identificação dos mortos e a elaboração dos atestados de óbito, enquanto a causa da morte e a descrição das lesões passam a ser um fato secundário[9].

329) **Resposta: letra b**

No exame das vítimas de acidentes aéreos, é muito significativa a pesquisa da causa da morte dos tripulantes, principalmente dos comandantes de vôo, no sentido de se determinar a presença de doenças prévias e de se investigar o possível uso de medicamentos, álcool ou drogas[9].

330) **Resposta: letra b**

Mais freqüentemente, os raios X e, em seguida, o rádio causam alterações cutâneas conhecidas como radiodermites[9,21]. Essas lesões também podem ser provocadas pelo polônio, cobalto e alguns componentes do urânio, os quais são capazes de emitir radiações ionizantes, chamadas de alfa, beta e gama, que interferem nos sistemas enzimático e protéico das células[4].

331) Resposta: letra c

Os raios X enquadram-se no tipo gama, que é uma radiação eletromagnética. Os raios alfa e beta possuem natureza corpuscular e correspondem respectivamente ao núcleo do hélio (massa igual a 4 com carga positiva) e a um elétron[2,4]. Enquanto nos raios X se encontra somente a radiação gama, nas emissões de rádio os três raios se acham presentes[1,10]. Foi o casal Curie que cunhou o termo "radioatividade", que significa atividade de emitir raios[21].

332) Resposta: letra c

O poder de penetração é mínimo para a partícula alfa, aumentando na beta, sendo máximo na gama[4]. Os efeitos dos raios gama são cumulativos e variam conforme a dose de irradiação, podendo comprometer até as células germinativas. A partícula alfa não consegue atravessar a epiderme, mas pode tornar-se perigosa quando ingerida[2].

333) Resposta: letra a

O efeito ionizante é o principal responsável pelos danos provocados pelas irradiações[4]. Atuando sobre a água das células, as radiações ionizantes produzem radicais livres que interferem na atividade enzimática e na estrutura de várias proteínas. Nas explosões atômicas e em acidentes com reatores, doses elevadas de radiação provocam, além de conseqüências carcinogênicas tardias, efeitos térmicos e mecânicos que podem ser fatais[2].

334) Resposta: letra c

O 3º grau das radiodermites agudas é marcado pela forma ulcerosa, com necrose de aspecto grosseiro, profundo e grave (úlceras de Roentgen). Nos profissionais que trabalham com raios X, essas úlceras podem aparecer nas mãos. As formas eritematosa e papulosa caracterizam as radiodermites agudas de 1º e 2º grau, respectivamente. As pápulas podem complicar-se com ulcerações superficiais muito dolorosas e de difícil cicatrização[1,9].

335) **Resposta: letra e**

Juntamente com a úlcera atrófica e a telangiectásica, a neoplasia ulcerada é manifestação de radiodermite crônica, ao passo que as formas em graus correspondem aos tipos agudos de radiodermite. O câncer "roentgeniano" ou também chamado "dos radiologistas" se traduz mais comumente por carcinoma epidermóide[9].

336) **Resposta: letra e**

A graduação das lesões se aplica às radiodermites agudas, e não às crônicas – como são as alterações digestivas e cardíacas ocasionadas pelas conseqüências em médio e longo prazos da radioatividade[1]. Aí também se enquadram as síndromes oculares, cancerígenas, ginecológicas e esterilizantes[9].

337) **Resposta: letra f**

Com exceção dos raios X, todas as outras alternativas são radiações não-ionizantes, incluindo-se a luz e o som[1,4].

338) **Resposta: letra a**

As radiações não-ionizantes, abrangendo principalmente a luz, o som e os raios laser, atuam nocivamente sobre os órgãos da visão e audição. Por se concentrar num único lugar, os raios *laser* podem afetar, de maneira muito mais intensa, a córnea, o cristalino e também a pele. O comprometimento das gônadas, da medula óssea e do tecido linfóide constitui manifestações tardias das radiações ionizantes causadas pelas explosões atômicas e pelos acidentes em usinas nucleares[4,9].

339) **Resposta: letra b**

Caracteristicamente, os raios infravermelhos acarretam catarata e a conjuntivite é causada por raios ultravioleta[4,9].

340) **Resposta: letra d**

O infra-som pode originar labirintite com perturbações do equilíbrio[4].

341) **Resposta: letra e**

O maior dano para a audição, que se traduz por lesão do órgão de Corti (cóclea), ocorre com níveis acima de 90 decibéis, principalmente se houver predomínio de sons agudos (altas freqüências), exposição prolongada aos ruídos e ausência de formas adequadas de proteção[4,9].

342) **Resposta: letra e**

Todas as alternativas podem ser conseqüência da ação dos ruídos intensos, sendo os zumbidos uma das manifestações mais comuns. Chama-se recrutamento a sensação de desconforto para o som de alta intensidade. Ficam também prejudicadas a inteligibilidade da fala e a capacidade de se estabelecer uma altura ideal da voz[9].

343) **Resposta: letra b**

Os venenos e os cáusticos agem por meio de energia química[4,7]. As perturbações alimentares, as auto-intoxicações e as infecções são exemplos de danos causados por energia bioquímica[9]. A energia físico-química se restringe às asfixias, enquanto os meios físicos abrangem desde a energia térmica até a radioativa[1].

344) **Resposta: letra d**

Dores articulares estão mais comumente relacionadas com a "patologia de descompressão", à qual se associam ainda: paraplegias, afasia e paralisia de nervos cranianos, podendo sobrevir coma e morte. Como fenômeno compressivo, a embriaguez das profundidades se deve à ação do nitrogênio, enquanto a intoxicação por gás carbônico leva a dores nos seios paranasais e nos ouvidos. Por sua vez, o excesso de oxigênio causa espasmos musculares, tetania e depressão do centro respiratório com coma e eventual óbito[1,4,11].

345) **Resposta: letra a**

Durante a fase de compressão, o nitrogênio fica dissolvido e retido em tecidos ricos em gordura, especialmente o sistema nervoso central. Durante a descompressão, o nitrogênio volta ao estado gasoso, originando êmbolos aéreos, que obstruem a circulação principalmente nervosa e pulmonar[3,4,10]. Distinguem-se o tipo 1, com predominância de sintomas musculoesqueléticos, e o tipo 2, mais grave, com manifestações cardiorrespiratórias e neurológicas; no tipo 1, os pacientes assumem atitude antálgica, com membros fletidos e encolhidos, a fim de obter melhora da artralgia, que é supostamente conseguida pela compressão e diminuição do tamanho das bolhas nos vasos periarticulares; ao tipo 2 podem se associar perda da audição e vertigens, relacionadas com o comprometimento do ouvido interno, quando bolhas de gás se formam no líquido dos canais semicirculares e da cóclea[11].

346) **Resposta: letra d**

As queimaduras de 4º grau se particularizam pela carbonização generalizada ou local, que pode então caracteristicamente se estender ao plano ósseo. Quando generalizada, a carbonização pode conferir ao cadáver a posição de "lutador" ou a atitude de "saltimbanco", também chamada "em opistótono"[9].

347) **Resposta: letra c**

Segundo Hercules[11], há três formas de *blast*: o primário, resultante da onda de choque propriamente dita; o secundário, causado por fragmentos do explosivo; e o terciário, descrito no enunciado do teste. Em geral, as vítimas são lesadas por mais de uma dessas formas.

348) Resposta: letra a

Quando as ondas de choque se propagam pela água, tem-se o *blast* líquido. Nessa situação, predominam as lesões abdominais, com hemorragias do tubo digestivo e perfurações intestinais[11].

349) Resposta: letra e

Propagando-se geralmente pelo solo, o *blast* sólido, ao afetar uma pessoa sentada, atinge primeiramente a região glútea. A seguir, o impacto é transmitido, através da coluna vertebral, até o segmento cefálico, causando esmagamento de corpos vertebrais e até traumatismo cranioencefálico. Se o indivíduo estiver de pé, poderá sobrevir fratura do calcâneo, da articulação tibiotársica e, nos casos extremos, do acetábulo, por transmissão do impacto até o quadril[11].

350) Resposta: letra b

A cor esverdeada se deve à presença de hematoidina (fração de hemoglobina sem ferro)[1].

351) Resposta: letra a

Como acontece com todo agente mecânico, o potencial lesivo dos projéteis de arma de fogo depende basicamente de sua energia cinética, dada pela expressão: $E = mv^2/2$. O coeficiente balístico indica o poder de penetração do projétil, calculado principalmente em função da massa (diretamente proporcional – maior inércia), sendo inversamente proporcional ao quadrado do diâmetro do projétil. O arrasto mede a resistência ao deslocamento do projétil, dependendo principalmente da densidade do meio atravessado (diretamente proporcional) e do quadrado tanto da velocidade quanto do calibre do projétil (também diretamente proporcionais)[11].

352) Resposta: letra e

O ponto de aplicação das forças de arrasto denomina-se centro de pressão, que deve ficar distante do centro de massa, e posterior a ele, para que o projétil alcance estabilidade. Assim, os projéteis mais curtos, mais leves e de menor velocidade angular tendem a tombar mais precocemente ao longo do trajeto dentro do alvo. Calcula-se que, em sua trajetória, o alinhamento do projétil só é atingido depois de cerca de 100 m de percurso[11].

353) Resposta: letra e

Todas as afirmativas estão corretas. A forma pontiaguda do projétil torna o orifício de entrada menor que o calibre do projétil. Projéteis de ponta romba, truncada ou deformável, assim como a resistência óssea de algumas regiões corporais, fazem com que a transferência de energia se torne muito maior desde o impacto, ampliando sobremaneira a ferida de entrada. Disparos a maiores distâncias determinam diâmetros menores, provavelmente decorrentes da maior estabilidade do projétil aos 100 m de trajetória. Por fim, quanto maior a velocidade de impacto, mais alargada será a ferida de entrada[11].

354) Resposta: letra f

Todas as afirmativas são corretas. Vale salientar que as ondas de choque, geradas quando o projétil supersônico toca a pele, são inócuas, pois a pressão desenvolvida por elas (de 60 a 100 atmosferas) tem duração extremamente curta. As ondas de pressão, ao contrário, têm a propriedade de originar, por distensão dos tecidos, a cavidade temporária (a partir da permanente – que tem em média as dimensões transversais do projétil, segundo França[9]). As distensões e retrações da cavidade temporária agem como um sistema de fole, que aspira fragmentos de roupa e de pele para o seu interior[11].

355) **Resposta: letra c**

Entre os diversos fatores que influenciam a forma e o tamanho das feridas de saída ocasionadas por projéteis de alta energia, destaca-se o trajeto, pela relação que ele tem com a cavidade temporária, a seguir explicada. Dependendo da estabilidade do projétil, os primeiros 10 cm do trajeto, chamado de colo, receberão pouca transferência de energia cinética, com a produção de uma cavidade temporária muito pouco nítida. Depois do colo, a uns 30 cm, o projétil começa a tombar, sofre grande aumento do arrasto e transfere grandes quantidades de energia, formando-se uma larga cavidade temporária. À medida que o projétil prossegue em seu trajeto, a cavidade temporária vai diminuindo, até desaparecer. Assim, o tamanho das lesões de saída vai depender do plano em que se situa a cavidade temporária ao longo do trajeto do projétil. Nos segmentos mais delgados, como o braço, não há tempo para que o projétil tombe e produza uma cavidade temporária importante, principalmente se não houver impacto no esqueleto. Se o segmento atravessado for a coxa ou o pescoço, o ferimento de saída pode ser muito grande, por causa da coincidência dos planos da pele e da cavidade temporária. Em função do comprimento do trajeto, as saídas, no tronco, têm diâmetros variados. É interessante observar, ainda, que o aumento da distância do tiro, ao permitir uma maior estabilidade para o projétil, faz com que a saída seja menor nos alvos de pouca espessura, já que isso aumenta o colo do trajeto e pospõe a cavidade temporária[11].

356) **Resposta: letra f**

Todas as alternativas estão corretas. Os orifícios de entrada causados por projéteis de alta energia são geralmente semelhantes aos deixados pelos projéteis comuns, tendo forma circular ou oval, de bordas talhadas a pique, com microlacerações radialmente dispostas. Não se sabe a quê atribuir a eventual ausência de orla de escoriação. Quando localizados sobre regiões ósseas, esses ferimentos tomam o aspecto explosivo. Os orifícios de saída têm a forma de rasgões ou então são biconvexos, com dois ângulos relativamente nítidos. O paralelismo com as linhas de força está provavelmente relacionado com a cavidade temporária, em cuja formação figura o afastamento dos tecidos pelas ondas de pressão, as quais supostamente devem preservar algumas fibras, de tal modo que, pelo menos em parte, mantenha-se a atuação das linhas de força[9,11].

357) Resposta: letra b

As energias bioquímicas são aquelas com um componente biológico representado, principalmente, pelas condições orgânicas e de defesa de cada indivíduo, e por um fator químico, que atua por um meio negativo (carencial) ou de maneira positiva (tóxica ou infecciosa)[9].

358) Resposta: letra c

A inanição e as doenças carenciais perfazem o grupo das perturbações alimentares, incluídas, ao lado das auto-intoxicações e das infecções, nos danos causados por energia bioquímica[9].

359) Resposta: letra c

Na morte por inanição, a putrefação é geralmente precoce. No vivo, chama a atenção o hálito fétido, a hipotermia, a astenia, a apatia, a queda da pressão arterial e o mau estado geral[8-10].

360) Resposta: letra a

A fadiga, algumas doenças parasitárias e as sevícias estão enquadradas na modalidade de energia conhecida como mista, porque combinam-se ações de causas variadas, principalmente bioquímicas e biodinâmicas, para a produção das lesões[9]. As sevícias, por exemplo, podem resultar de diferentes formas de atuação energética, sendo então mais apropriado englobá-las como "mistas"[7]. Fávero[8] considera que, neste grupo, há energias de ação complexa, dificilmente classificáveis, entre as quais se misturam as de ação mecânica, química, etc.

361) Resposta: letra d

As auto-intoxicações ou intoxicações endógenas, classificadas no grupo das energias bioquímicas, são perturbações orgânicas decorrentes de substâncias produzidas pelo próprio indivíduo. Por falta de transformação e eliminação, essas substâncias podem ser nocivas para o organismo, sendo um outro exemplo o efeito maléfico de certos medicamentos em pacientes com insuficiência renal[8,9].

362) Resposta: letra e

O choque, a falência múltipla de órgãos e a coagulação intravascular disseminada são as três situações onde se encontram lesões originárias de energia biodinâmica. A fadiga e as sevícias se enquadram dentro do grupo das energias mistas, enquanto as infecções e as perturbações alimentares constituem modalidades de energia bioquímica. As asfixias constituem, sozinhas, energia de ordem físico-química[1,9].

363) Resposta: letra d

A identificação indireta de uma arma de fogo raiada é realizada através do estudo comparativo das estriações laterais finas do projétil disparado e do incriminado, obtidas por meio de tiros de prova[9].

364) Resposta: letra b

A síndrome de Silverman, ou de Caffey, ou, ainda, da "criança maltratada" ou "espancada", tem como sinal radiológico mais característico o hematoma subperiostal, localizado principalmente nos ossos longos dos membros superiores e inferiores. É também bastante típico o arrancamento epifisário, principalmente dos cotovelos e joelhos, e a multiplicidade de fraturas com idades diversas. Ao exame clínico, chama a atenção o variado número de lesões cutâneas que, além de coincidirem com os locais de fratura, apresentam-se em fases diversas de evolução. As lesões mais comumente responsáveis pelo óbito são as roturas hepáticas e, principalmente, as cranioencefálicas, que costumam contrastar em gravidade com as alterações do couro cabeludo[7,9,22].

365) **Resposta: letra a**

O soldado que, após correr cerca de 35 km, morreu logo após noticiar a vitória grega, sofreu ação letal de fadiga aguda (energia mista). Ao contrário do excesso de atividade física que caracteriza a fadiga aguda, tem-se na forma crônica, também chamada de estafa, um esgotamento físico e mental, causado por repouso insuficiente entre atividades pouco intensas, mas contínuas[7,9].

366) **Resposta: letra b**

Nesta síndrome, a criança é segura pelas extremidades ou pelos ombros e violentamente agitada[7], surgindo daí danos ao encéfalo, principalmente caracterizados por hemorragias meníngeas e edema cerebral[9].

367) **Resposta: letra e**

Todas as alternativas são corretas. Fatores individuais, como antecedentes psiquiátricos e abuso de álcool, herança violenta com filhos que sofreram abuso dos pais, dependência econômica e estresse são, todos eles, circunstâncias de risco para a síndrome do ancião maltratado[7,9].

368) **Resposta: letra c**

A plexopatia braquial decorre comumente de torturas por suspensão, aplicadas na forma cruzada (braços abertos em uma barra horizontal) ou na de açougue (mãos amarradas para cima). No exame clínico de um indivíduo supostamente torturado, devem receber especial atenção a face, o aparelho geniturinário e os pés. Na primeira, podem ocorrer feridas contusas, fraturas craniofaciais, equimoses conjuntivais, rotura do tímpano, desvio do septo nasal, deslocamento da mandíbula e fraturas dentárias; no segundo, deve ser pesquisada a possibilidade de estupro e de introdução de objetos no ânus; e, nos pés, pode ser causada a síndrome do compartimento fechado, produzida por agressões repetidas de barras de ferro, que levam a edema com obstrução vascular e gangrena[9].

369) Resposta: letra b

Nas mortes por tortura, o exame externo tem um significado especial, por caracterizar a natureza jurídica das lesões produzidas. É assim muito importante que as lesões esquelético-tegumentares, que são as mais freqüentes e visíveis, sejam valorizadas e descritas, pois elas contribuem para o diagnóstico da morte e as circunstâncias em que ela ocorreu[9].

370) Resposta: letra b

Na morte pelo fogo, é preciso esclarecer se o indivíduo morreu durante o incêndio ou se já se achava morto ao ser alcançado pelas chamas. A certeza de que o indivíduo respirou durante o incêndio pode ser dada pela presença de fuligem ao longo das vias respiratórias (sinal de Montalti). Também pode ser pesquisado o conteúdo das flictenas, que se mostrará rico em leucócitos (sinal de Janesie-Jeliac) e em cloretos e albumina (sinal de Chambert), quando em vida[9].

371) Resposta: letra d

As principais vias de penetração e de absorção, também chamadas de ingresso ou de administração, são a gastrintestinal, que é a mais comum, e a pulmonar, que é a mais grave. Na distribuição, o veneno é veiculado pelo sangue, onde permanece geralmente por pouco tempo, passando rapidamente, através dos capilares, para a intimidade dos tecidos. A fixação é a etapa do envenenamento em que a substância se localiza em determinados órgãos (tropismo). O conhecimento do tropismo orienta o raciocínio clínico, o exame necroscópico e a coleta de material para exame toxicológico. A transformação, realizada em grande parte pelo fígado, é o processo de metabolização do veneno, na tentativa do organismo em se defender de efeitos tóxicos. A eliminação é a etapa na qual o veneno é expelido, sendo a via urinária a mais importante[2,9,14].

372) Resposta: letra a

A crucificação é um exemplo de "sufocação posicional", com asfixia (energia físico-química) causada pelo esgotamento dos músculos respiratórios que, devido ao posicionamento do indivíduo, tendem a fazer um trabalho muscular cada vez maior. Tratar-se-ia de um tipo especial de sufocação indireta, em que não está presente o componente compressivo do tórax e abdome, típico da asfixia traumática. A sufocação posicional também pode ser observada quando a vítima é posta de cabeça para baixo[9,11].

373) Resposta: letra c

A compressão acidental com sufocação indireta e asfixia mecânica (energia físico-química) é historicamente relatada em mortes coletivas, como aconteceu nas bodas dos reis franceses ou ainda na coroação de Nicolau II, em 1896; trata-se da chamada "asfixia traumática", cujo tipo mais freqüente é atualmente encontrado nos acidentes de trânsito, em que a vítima fica presa entre o banco e o volante[10]. Nesse caso, a coexistência de lesões por ação contundente pode trazer dúvidas quanto à real causa da morte; esta possibilidade poderá, no entanto, ser afastada pela ausência de coleções hemorrágicas de vulto nas grandes cavidades ou nos espaços meníngeos[11]. Por outro lado, deverão estar presentes os sinais de sufocação indireta e de asfixia, entre eles a máscara equimótica de Morestin[9], que, segundo Teixeira[22], não é tão freqüente. Fávero[8] chama ainda a atenção para o exame dos olhos, que se mostram salientes e com hemorragias, as quais se fazem presentes também na boca, no nariz e nos pulmões, nos casos de asfixia traumática.

374) Resposta: letra a

Nas sufocações indiretas, além da típica máscara de Morestin, encontra-se a distensão pronunciada dos pulmões, conhecida como sinal de Valentin; este aspecto pulmonar está também descrito como sinal asfíxico geral, sem receber, no entanto, esse nome específico[9].

375) Resposta: letra e

Tanto a sufocação indireta, pelo impedimento dos movimentos respiratórios[2,22], quanto a direta[1,4] (dada pela obstrução das narinas e da boca) podem ser implicadas na morte de crianças pequenas, que dormem com os pais. Hercules[11] comenta que grande parte desses casos pode ser atribuída à chamada síndrome da morte súbita infantil, cuja descrição não oferece muitos critérios diferenciais com a sufocação, pelo menos no que se refere aos achados macroscópicos, muito sugestivos de asfixia; numa variante conhecida como *wedging*, em que a cabeça do menor fica presa entre o colchão e a barra lateral do leito, o diagnóstico médico-legal de sufocação poderá ser, entretanto, mais facilmente estabelecido. É interessante observar que Alcântara[1] não reconhece a modalidade indireta de sufocação, colocando-a na forma de uma outra denominação, considerada à parte: compressão torácica. Segundo esse autor, o termo "sufocação" deve ser reservado aos casos em que há efetivamente uma oclusão dos orifícios aéreos superiores. Teixeira[22] também classifica as asfixias de um modo diferente, empregando "obstrução respiratória" para aquelas situações determinadas por aspiração de objetos estranhos, incluindo os de natureza alimentar. Para Gomes[10], o confinamento e o soterramento estão englobados dentro das sufocações, ocorrendo o mesmo com Del-Campo[7].

376) **Resposta: letra b**

"Café coronário" refere-se a uma síndrome em que o indivíduo morre por sufocação devido à aspiração de bolo alimentar, a qual Teixeira[22] denomina "obstrução respiratória". Trata-se de morte súbita, que ocorre quando a vítima está comendo e bebendo, geralmente em celebrações. À época de sua descrição, o "café coronário" foi inicialmente atribuído a causas cardiovasculares (já que caracteristicamente comprometia pessoas idosas), sendo por isso também conhecida com o nome de "infarto de restaurante". Nesses casos, assim como em todos os outros decorrentes de sufocação direta por obstrução respiratória devido a objetos estranhos (incluindo o bolo alimentar), o exame externo é geralmente negativo, podendo ou não haver cianose. Só a abertura da laringe e da traquéia permite a visualização do corpo estranho, que geralmente se localiza no espaço glótico ou então na bifurcação brônquica, ou ainda num brônquio-fonte. Quando se trata de bolo alimentar, é possível fazer o diagnóstico diferencial com aspiração de material regurgitado, o qual costuma estar bem mais triturado e parcialmente digerido[9,11].

377) **Resposta: letra e**

Todas essas hipóteses são possíveis, incluindo o amordaçamento que, incomumente, pode determinar sufocação direta por causa da saliva e das secreções nasais da própria vítima, as quais vão se acumulando e tornando a mordaça impermeável e obstrutiva à respiração[11]. As demais alternativas se fazem com acentuada desproporção de forças entre a vítima e o agressor, englobando: os recém-nascidos (infanticídio), crianças, debilitados, idosos, embriagados, drogados e mulheres[22]. Quanto à alternativa "c", é aconselhável não confundir tal situação com aquela que ocorre na esganadura (em que é o "pescoço" a região comprimida pelas mãos) e muito menos com o estrangulamento (em que a compressão cervical é feita através de laço)[9].

378) Resposta: letra a

A classificação das asfixias é algo controversa, porém a maioria das autores considera a oclusão das cavidades naturais e das vias aéreas superiores como sufocação direta[9,11]. O soterramento e o afogamento, assim como a asfixia traumática (sufocação indireta), constituem entidades muito específicas e particulares[4], não sendo justificável incluí-las no grupo das sufocações. Estas estão etiologicamente relacionadas com a dificuldade de penetração do ar, enquanto o afogamento e o soterramento se processam por causa da transformação do meio aéreo em líquido e sólido, respectivamente[7].

379) Resposta: letra b

Apesar de ter sido "soterrado", o operário morreu de choque hipovolêmico causado por roturas viscerais devidas a agente contundente, como o é a ação de uma viga desabada ou então o trauma provocado por uma porção de solo que se choca contra o indivíduo[21]. Em medicina legal, a palavra "soterramento" tem emprego específico, diferente do significado mais geral que o leigo possa lhe dar, sendo utilizada para caracterizar uma forma de asfixia mecânica motivada por obstrução das vias aéreas por material pulverulento, cujo encontro, nas vias respiratórias (reação vital), permite o diagnóstico desta entidade[9], o que não aconteceu no presente caso. Portanto, a melhor forma de se atestar a morte deste operário seria: choque hemorrágico causado por roturas provocadas por agente contundente (desabamento ou desmoronamento), evitando-se a palavra "soterramento".

380) **Resposta: letra a**

A prova de Katayama destina-se à pesquisa de monóxido de carbono no sangue, que se torna esverdeado nos casos negativos e rosado nos positivos. Tem grande importância nos carbonizados, para confirmar se a vítima estava viva durante o incêndio ou se foi colocada ali após a morte (dissimulação de homicídio). A pesquisa sangüínea de monóxido de carbono é também realizada pelas provas de Liebman (com formol a 10%), de Stockis (com cloreto de zinco a 25%) e de Kunkel e Weltzel (com solução de tanino a 1,5%). Nessas eventualidades, o sangue deve ser preferencialmente colhido das cavidades cardíacas, pois o monóxido de carbono pode penetrar no sangue da vítima após a morte[9]. Deve ser salientado que, nos incêndios, a intoxicação por monóxido de carbono é a causa mais comum de morte, que poderá então ter uma conotação asfíxica se a vítima não apresentar as lesões cutâneas da carbonização; qualquer que seja o caso, será sempre importante e indispensável verificar, pelo exame necroscópico, a presença de fuligem nas vias respiratórias (sinal de Montalti) e, às vezes, no tubo digestivo, como indicação de que a vítima estava viva durante o incêndio (atos vitais de respiração e deglutição)[21].

381) **Resposta: letra b**

A morte provavelmente decorreu de confinamento, principalmente se a necropsia puder confirmar os achados gerais de asfixia[9]. A forma acidental de confinamento é mais freqüente que o tipo criminoso, ocorrendo por exemplo em submarinos, nas minas e com crianças que se trancam em malas ou cubículos[10]. O mecanismo de morte decorre do acúmulo de gás carbônico e da diminuição do oxigênio[7], acrescidos dos efeitos da intermação, que resultam do aumento da umidade e da temperatura ambientes[4]. Os confinamentos criminosos tomam a forma de infanticídio (em que a mãe coloca o recém-nascido dentro de caixas ou malas) e, mais recentemente, de seqüestro com morte, quando a vítima é colocada dentro de espaços diminutos e hermeticamente fechados[11].

382) Resposta: letra a

No confinamento, podem ser encontrados os sinais gerais das asfixias, incluindo: cianose da face, espuma nasal e petéquias pleurais[22]. Em face do desespero da vítima na tentativa de se livrar do confinamento, algumas lesões de natureza contusa são verificadas, como desgaste das unhas, erosão dos dedos e ferimentos da face[9]. São ainda achados significativos: umidade da pele do cadáver e dos objetos próximos (pelo vapor d'água proveniente da respiração) e o resfriamento retardado do corpo[10]. Além destas lesões, são importantes para a caracterização de confinamento as informações da polícia técnica referentes à história e ao exame do local dos fatos[9]. A dosagem sangüínea de gás carbônico não tem valor diagnóstico, pois após a morte este gás sempre se acumula rapidamente no sangue[22].

383) Resposta: letra c

O acúmulo de sangue e os fenômenos equimóticos são mais proeminentes na face por causa das veias jugulares: como elas não possuem válvulas, o refluxo de sangue se faz para o seu território de drenagem quando existe compressão abdominotorácica[11].

384) Resposta: letra b

A presença de material soterrante na boca e no nariz não constitui prova inequívoca de reação vital[11]. Para caracterizar-se a morte por soterramento, é necessário que o meio lesivo seja pulverulento, a fim de se dar efetivamente a sua aspiração com conseqüente obstrução respiratória[4]. O tipo de material que se deposita sobre a pele estabelece comumente o nexo causal: nos desabamentos de construções de alvenaria, o corpo está recoberto por cimento; em desertos, por areia; e, em deslizamentos de encostas, por terra[11]. Tem influência na causa da morte a natureza do meio que caiu em cima do indivíduo: se além da terra, deslizaram pedras ou troncos de árvores, é provável que haja traumas mais violentos, decorrentes de ação contundente, que têm maior probabilidade de matar rapidamente[4,11]. Para esses casos, poderiam ser empregados os termos: desmoronamento, desabamento ou deslizamento de encosta, com morte provocada por ação contundente, enquanto a palavra "soterramento" deveria ter uso estrito e exclusivamente relacionado com a asfixia.

385) Resposta: letra a

As asfixias produzem sinais gerais inespecíficos, entre eles: cianose, petéquias e espuma. Nenhum deles tem valor típico de asfixia. Maior importância têm os sinais locais (em volta da boca e das narinas, no pescoço, no tórax, nas vias respiratórias) para cada tipo de asfixia[22]. É a partir de modalidades específicas (enforcamento, afogamento, estrangulamento) que se chega ao diagnóstico genérico de asfixia[4].

386) Resposta: letra c

Ao lado dos envenenamentos e do fogo, as asfixias são também meios cruéis, consideradas assim principalmente pelo tempo necessário à produção da morte (cerca de 3 minutos ou mais)[7]. Teixeira[22] assinala que a justificativa para crueldade decorre do sofrimento intenso e desnecessário a que a vítima asfixiada é submetida.

387) Resposta: letra a

A insolação comporta duas formas clínicas: a clássica, própria dos idosos, crianças e debilitados, que costuma ocorrer durante ondas de calor, instalando-se lentamente; e a aguda, que acomete pessoas sadias e jovens, na prática de esportes ou intensa atividade física, às vezes associada ao uso de cocaína. De instalação rápida e às vezes fulminante, esta forma é principalmente devida ao intenso trabalho muscular (relacionado aqui com o tipo de dança), que gera uma produção excessiva de calor, o qual tem dificuldade de se dissipar num recinto fechado (como as danceterias). Em doentes mentais, muito propensos à insolação, deve ser considerado, como diferencial, o diagnóstico da síndrome neuroléptica maligna que, ao contrário da insolação, determina rigidez muscular, às vezes tão intensa a ponto de causar disartria, dificuldade respiratória e parkinsonismo[11].

388) Resposta: letra a

Em carbonizados, as vísceras estão geralmente preservadas, tornando possível o exame de DNA[11]; dependendo da situação, poderão também ser amostrados: músculos, coágulos de sangue (cavidades/órgãos), fios de cabelos (tufos com bulbos), dentes e ossos (crista ilíaca, fêmur ou costela), segundo a resolução SSP194/99[18], do Núcleo de Biologia e Bioquímica do Instituto de Criminalística. Nesses casos, o processo de identificação começa com o reconhecimento do útero ou da próstata e culmina com o exame dos dentes, que é o método mais efetivo, quando se dispõe de um registro prévio da fórmula dentária. Quando as alterações esqueléticas permitirem, pode também ser utilizada a investigação radiológica, pesquisando-se os calos ósseos e alguns aspectos particulares, como a forma dos seios paranasais, principalmente a dos frontais[11].

389) Resposta: letra c

As mortes por queimaduras têm como causa jurídica mais comum os acidentes. São especialmente predispostos: as crianças, os idosos, os fumantes, os alcoólatras e os drogados. A segunda causa de morte por ação térmica é o suicídio, principalmente em mulheres de cor parda. Como suplício, merece destaque o exemplo histórico de Joana D'Arc, que foi queimada viva em 1431, acusada de bruxaria[11].

390) **Resposta: letra e**

Nos grandes queimados, podem advir, como resultado de complicações do choque hipovolêmico, tanto o pulmão de choque como a insuficiência renal aguda. Passadas as primeiras 24 horas e superado o choque hipovolêmico, ocorre então a lesão de inalação, ocasionada pelas substâncias tóxicas e irritantes que a fumaça contém, sob a forma gasosa ou então adsorvidas às partículas de carvão em suspensão. A lesão de inalação é mais comum em vítimas de incêndio em recinto fechado e nas que apresentam queimaduras faciais, principalmente quando se associam intensa secreção brônquica e escarros com carvão ou cinza. Finalmente, a morte sobrevém mais freqüentemente por infecção generalizada[11].

391) **Resposta: letra e**

Na classificação mais atual, que também se baseia na profundidade da lesão, as queimaduras totais são aquelas em que se destroem todos os planos cutâneos, correspondendo ao 4º grau. Há também as queimaduras parciais, divididas em superficiais, que atingem a epiderme até a camada basal (correspondendo ao 2º grau) e as profundas, que destroem a derme superficial e parte da derme profunda (3º grau). Correspondendo ao 1º grau da classificação clássica, há as queimaduras chamadas superficiais, caracterizadas principalmente pela vermelhidão[11].

392) **Resposta: letra b**

Quando a corrente elétrica flui ao longo do braço, os diversos tecidos que o constituem dispõem-se em circuito paralelo. Nesse arranjo, será o tecido muscular que receberá mais corrente, pois é ele e também o sangue que oferecem menos impedância (ou resistência). A passagem de um grande número de elétrons faz com aumente a intensidade da corrente elétrica, com a conversão de parte desta energia em calor (efeito Joule). Algumas das conseqüências do aquecimento do sangue e dos músculos, vistas principalmente com correntes de alta voltagem em que o efeito Joule é muito mais intenso, são: a necrose muscular, complicada por insuficiência renal (causada pela mioglobinúria e obstrução tubular); a síndrome compartimental (pela reação inflamatória ao tecido necrótico); e a lesão endotelial seguida de trombose, explicando a extensão das lesões iniciais a territórios ainda não comprometidos[11].

393) Resposta: letra a

O local que mais se aquece é a pele, pois é ela que oferece a maior resistência à passagem da corrente elétrica. Estabelece-se, nessa situação, uma disposição em série do circuito elétrico, em que a intensidade da corrente se mantém a mesma, variando apenas a resistência, que encontra na pele o seu grau máximo[11].

394) Resposta: letra c

Nos punhos e joelhos, onde há uma redução da secção transversa, aumenta a densidade do fluxo elétrico, ocasionando um maior aquecimento dessas regiões. É por isso também que as lesões viscerais determinadas pela corrente elétrica são incomuns[11].

395) Resposta: letra e

A contração muscular, cuja intensidade depende da magnitude da corrente, pode ser tão forte a ponto de produzir fraturas por arrancamento ósseo, localizadas mais comumente em tubérculos e epífises onde se inserem os músculos. São afetados mais comumente o úmero (epífise superior), o rádio e as apófises espinhosas das vértebras[11].

396) Resposta: letra b

Modernamente, a divisão entre intermação e insolação independe da fonte de calor, sendo realizada com base no quadro clínico-evolutivo. Na primeira, ocorrem intensa vasodilatação e sudorese profusa, que impedem um aumento muito acentuado da temperatura corporal (não mais que 40°C). Com a redução do retorno venoso e do débito cardíaco, podem ocorrer, compensatoriamente, vasoconstrição periférica e desvio do sangue para os órgãos centrais. Com isso, cessam as perdas cutâneas de calor, a temperatura do paciente se eleva acima dos 40°-41°C e a pele se apresenta quente, seca e avermelhada (ao contrário da intermação, onde ela é pálida e úmida), caracterizando a insolação. Também se instalam manifestações neurológicas, que servem para a tipificação de insolação, mesmo que o paciente ainda esteja suando. Constam, principalmente, de descoordenação motora, convulsões e coma, além das alterações mentais, que incluem irritabilidade, delírios e alucinações[11].

397) Resposta: letra c

Nos enforcados, a dissecção do pescoço deve ser precedida pela abertura da cavidade craniana, pois a remoção do encéfalo evita o sangramento na região cervical, que pode mascarar possíveis focos de infiltração equimótica dos planos profundos ou então dar a impressão falsa de hemorragia local[11,22].

398) Resposta: letra b

No pescoço dos enforcados, os achados são variáveis, prestando-se mais para a demonstração de reação vital do que para o estabelecimento da causa da morte, que deve ser principalmente baseada na presença de sulco cervical, com associação aos dados de história e à ausência de outras lesões[9]. O sinal de Amussat, por exemplo, é pouco freqüente, podendo ser confundido com lesões artefactuais produzidas pela abertura do vaso com a tesoura[22]. Em vez das alterações cervicais internas, são sinais de enforcamento mais facilmente constatáveis: feridas contusas da borda lateral da língua (ocasionadas por mordedura no momento das convulsões), a equimose retrofaríngea de Brouardel, cianose e petéquias acima do sulco, aumento da língua e edema palpebral[2,11].

399) Resposta: letra b

Nos enforcamentos, os cornos superiores da cartilagem tireóide e os cornos maiores do osso hióide são mais propensos às fraturas, acompanhando-se geralmente de infiltração hemorrágica dos tecidos circunvizinhos, a qual se constitui numa marca importante de reação vital[4]. A freqüência das fraturas varia em função do tipo de enforcamento, da acuidade da pesquisa e da idade da vítima, pois com o tempo há calcificações das cartilagens da laringe, que se tornam então mais vulneráveis à ação fraturante, principalmente depois dos 40 anos[11,22]. Por outro lado, em algumas pessoas, a flexibilidade articular do corpo do hióide com o seu corno menor[22] ou maior[11] pode levar ao diagnóstico errôneo de fraturas deste osso. Para Almeida Jr.[2], é o corpo da tireóide que mais comumente sofre fratura, ao contrário do que acontece com os cornos do hióide, que são menos freqüentemente afetados.

400) Resposta: letra b

Segundo as linhas de força desta região[12], a direção será muito provavelmente horizontal, conforme preconiza a 2ª Lei de Filhos[7].

401) Resposta: letra c

A equimose retrofaríngea de Brouardel é caracteristicamente encontrada nos enforcamentos típicos, que causam uma compressão do osso hióide ou então uma projeção da língua sobre a parede posterior da faringe, aí provocando uma infiltração hemorrágica[1,2,4,11].

402) Resposta: letra b

Embora não se encontre o característico sulco cervical, podemos dizer que se trata bizarramente de enforcamento, pois é o peso da vítima que age para causar a morte[11]. Atuando uma força externa, o caso será de estrangulamento, como acontece com a obstrução da traquéia provocada por uma "chave de braço" ou por uma pesada barra de ferro que comprima externamente o pescoço de um indivíduo[9]. Alguns autores[1,3] reservam o termo "esganadura" para as constrições do pescoço causadas por apêndices humanos, incluindo não somente as mãos, como os antebraços ("gravata"), as pernas (jiu-jitsu) e os pés (vítima no solo em decúbito dorsal). Assim como a constrição do pescoço pelas mãos saiu da denominação de "estrangulamento", antigamente chamado "manual"[22], para uma classe à parte, "esganaduras", parece que a tendência seja a de assim proceder com todas as asfixias provocadas pelos apêndices humanos[1]. Diante de assunto tão polêmico, uma alternativa a ser considerada, nessas situações, principalmente pelo legista iniciante, seria a de atestar o óbito como conseqüência de obstrução respiratória por compressão externa do pescoço, já que enforcamento, estrangulamento e esganadura constituem modalidades bem definidas, com um quadro médico-legal especificamente caracterizado, associadas ao sulco cervical ou aos estigmas ungueais, com conotação de suicídio e homicídio, na maioria das vezes.

403) Resposta: letra b

A linha argentina é encontrada tipicamente nos enforcamentos[1]. Trata-se de uma linha brilhante e apergaminhada, encontrada no leito do sulco e geralmente associada com laços duros[9,11], que comprimem o tecido subcutâneo, deixando-o condensado e desidratado[10].

404) Resposta: letra f

Todas as alternativas estão corretas. Ao contrário do estrangulamento, o enforcamento produz geralmente um sulco único, interrompido (no nível do nó), localizado acima da cartilagem tireóide, tendo quase sempre aspecto apergaminhado, sendo oblíquo (ascendente) e de profundidade desigual[2,9].

405) **Resposta: letra e**

Todas as alternativas estão corretas[10].

406) **Resposta: letra a**

As veias jugulares podem ser obliteradas com uma compressão de 2 kg; as carótidas, com 5 kg; e as artérias vertebrais, com 25 kg[7]. O grau de compressão vascular explica porque a face pode apresentar-se pálida (afogados brancos), nos casos em que há inibição cardíaca ou oclusão tanto arterial quanto venosa; ou arroxeada (afogado azul), quando apenas a circulação venosa é obstruída[11,22].

407) **Resposta: letra c**

Trata-se de enforcamento acidental, visto mais tipicamente em estrangeiros jovens, do sexo masculino que, numa tentativa estranha de satisfazer a sua libido, acabam se suicidando[11,22].

408) **Resposta: letra e**

Todas as alternativas referem-se a situações que fazem pensar (erroneamente) em homicídio. As escoriações e equimoses junto ao sulco cervical podem ser provocadas pelo próprio suicida, quanto tenta, arrependido, libertar-se do laço antes de morrer. Geralmente, o homicida, após estrangular a sua vítima, suspende-a de maneira completa, porque desconhece a possibilidade do enforcamento incompleto, o qual, se presente, afasta rapidamente a possibilidade de homicídio. Em suicidas, as lesões de hesitação com facas ou navalhas podem levar à hipótese, imprevidente, de homicídio. Finalmente, as manchas de hipóstase em localizações estranhas podem também levantar a hipótese de homicídio, que é intempestiva: basta lembrar que, antes de sua fixação definitiva, os livores podem se redistribuir, como acontece com o corpo do enforcado que, retirado do ponto de suspensão, é transportado deitado e assim fica até a realização da necroscopia[11,22].

409) **Resposta: letra a**

A cianose facial do enforcado é sinal de asfixia que ocorre em vida, produzida no segmento cefálico pela retenção venosa de sangue com alta concentração de hemoglobina reduzida. Como sinal de asfixia, a cianose só tem valor quando intensa e precocemente instalada, devendo ser diferenciada daquela que se apresenta tardiamente no morto (fenômeno tanatológico ou cadavérico), em conseqüência do consumo de oxigênio pelas células que ainda não morreram. Nos casos especiais de enforcamento e estrangulamento, a localização cefálica da cianose é um dos critérios mais importantes no diagnóstico diferencial com o tipo tanatológico. Por outro lado, a cianose, uma vez instalada, pode desaparecer rapidamente se o corpo for colocado em ambiente de baixas temperaturas, quando então poderá assumir uma coloração mais clara[11,22].

410) **Resposta: letra e**

As manchas de hipóstase são fenômenos cadavéricos ou tanatológicos (que se instalam após a morte), ao contrário dos sinais de asfixia, que resultam do fato de estar ainda vivo o indivíduo[6]. A fluidez do sangue, também observada em outras formas de morte rápida, pode resultar de atividade fibrinolítica desencadeada pelo alto teor de catecolaminas; ou então ser (muito pouco provavelmente) conseqüente à reação do ácido carbônico com o cálcio iônico do sangue, que é então daí retirado (pela formação de carbonato de cálcio insolúvel), impedindo os fenômenos da coagulação[11,21]. As petéquias são outro sinal de notável importância das asfixias, resultando do aumento da pressão intracapilar conseqüente à congestão venosa que, associado à lesão endotelial hipóxica, permite o extravasamento de hemácias (hemorragia). Na pele, assumem significado asfíxico ainda mais especial, pois costumam ocorrer de forma preferencial nos segmentos corporais mais superiores (face, pescoço e tórax), principalmente nos enforcados, estrangulados e esganados, submetidos à intensa congestão venosa da cabeça. Nas vísceras e especialmente nos pulmões, onde foram inicialmente descritas por Tardieu, as petéquias podem alcançar o tamanho de uma lentilha, agrupando-se em manchas, principalmente na pleura visceral[2,9,11,22]. A espuma fluida ou então armada (cogumelo de espuma), na boca ou narinas, resulta de edema de pulmão, conseqüente à hipóxia vasculoalveolar ou então à insuficiência aguda do coração. Além de ser encontrado tipicamente no afogamento e nas outras formas de asfixia, o cogumelo de espuma pode também ser visto em fulminações e mortes por traumatismo cranioencefálico, como decorrência de abundante secreção de saliva[11,22]. A congestão polivisceral, tão enfatizada como importante sinal de asfixia, é algo inespecífica, devendo-se efetivamente a uma falência cardíaca que antecede a morte. Aliada ao resfriamento lento, ela pode, no entanto, favorecer a proliferação bacteriana pós-mortal, fazendo com que os asfixiados sejam em geral prontamente putrefeitos, enquanto nos afogados a aceleração desse processo é verificada quando se retira o corpo da água, em que a putrefação é duas vezes menos veloz que no ar[8,9,22].

411) **Resposta: letra b**

O sinal de Dotto é visto mais comumente nos enforcados, sendo caracterizado pela rotura da bainha mielínica do nervo vago ou então pela dissociação de suas fibras[4]. Nos enforcamentos, são muitos os sinais (e os epônimos) referentes às lesões internas e externas do pescoço, dos quais merecem destaque a rotura das cordas vocais (sinal de Bonnet) e a luxação da segunda vértebra cervical[6], vista mais comumente nos casos de execução judicial[11]. São também interessantes, no sulco, o sinal de Ambroise Paré (pele escoriada), pelo aspecto histórico, o de Bonnet (trama do laço), pela peculiaridade, e o de Azevedo–Neves (livores puntiformes nas bordas), pela nacionalidade do autor[9].

412) Resposta: letra a

A via nervosa é um dos mais importantes mecanismos de morte nas esganaduras, atuando por inibição do coração. Antes relacionada com a compressão do nervo vago ou do laríngeo superior, essa inibição é vista atualmente como sendo desencadeada a partir dos seios carotídeos, com impulsos nervosos que então se encaminham pelo nervo glossofaríngeo até o núcleo do vago, podendo determinar morte reflexa antes que se instalem os sinais internos da esganadura[4,11]. Por outro lado, a compressão dos vasos do pescoço é pouco significativa na produção do óbito, sendo por causa disso que a cianose facial, (incluindo a procidência da língua e a espuma), tão típica das outras formas de asfixia, pode faltar em alguns casos de esganadura[6].

413) Resposta: letra b

Como se trata de asfixia essencialmente homicida, a esganadura se acompanha comumente de lesões contusas, representadas mais tipicamente pelos estigmas ungueais, configurados por escoriações semilunares, lineares ou irregulares, que se localizam preferencialmente sobre a laringe[11]. Vale lembrar que grande parte das alterações deixadas nos sulcos de enforcamento e estrangulamento é também de natureza contusa (escoriações e equimoses, principalmente)[6], incluindo-se ainda como contusão a rotura do nervo vago (sinal de Dotto), a luxação da segunda vértebra cervical (sinal de Ambroise Paré) e as equimoses retrofaríngeas (sinal de Brouardel), além dos sinais de Amussat e de Friedberg, quase todos eles exclusivos ou mais freqüentes no enforcamento[9]. Apesar da natureza contusa dos ferimentos cervicais causados pelos enforcamentos, estrangulamentos e esganaduras, a asfixia é, em si, modalidade físico-química de energia (e não meio contundente).

414) Resposta: letra c

Pela intensa congestão e acentuada fluidez do sangue, os livores instalam-se, nos asfixiados, mais precocemente e de maneira abundante, sendo tipicamente escuros, por causa da maior quantidade de hemoglobina reduzida. Nos afogados e intoxicados por monóxido de carbono, as manchas de hipóstase são mais claras, por causa, respectivamente, da diluição aquosa do sangue e das alterações espectroscópicas da carboxiemoglobina[8,11]. Com exceção dos afogados, o resfriamento do corpo se faz de forma mais lenta nas asfixias, provavelmente porque ocorre inicialmente e ainda em vida uma elevação térmica, à maneira do que acontece com as mortes por tétano ou traumas do sistema nervoso, onde pode existir um intenso trabalho muscular e produção secundária de calor[2,3,9]. Nas asfixias, a rigidez cadavérica é mais precoce e fugaz, pois esgota-se rapidamente o ATP, formando-se então a actinomiosina, responsável pela permanência da contração muscular. Nas mortes não-asfíxicas, a rigidez é um pouco mais tardia, pois existe no sangue uma certa quantidade de oxigênio residual, que pode ser utilizado temporariamente na síntese pós-mortal de ATP[8,11,22]. França[9], no entanto, relata que, nos asfixiados, a rigidez cadavérica é de instalação mais lenta e de duração mais prolongada. Quanto ao enforcamento, cita-se um retardamento da rigidez muscular[9,23], principalmente dos segmentos inferiores do corpo[11], devido ao acúmulo de líquidos nessa região. Por causa possivelmente da congestão polivisceral e do resfriamento lento, condições provavelmente relacionadas à proliferação bacteriana, a putrefação para os asfixiados em geral se faz prontamente, ao passo que nos afogados, a aceleração desse processo é presenciada quando se retira o corpo da água, onde a putrefação é duas vezes menos veloz que no ar[8,9,22]. Também fazem exceção os intoxicados por monóxido de carbono, que têm putrefação retardada[6,8], provavelmente em função da ação do veneno sobre as bactérias.

415) Resposta: letra a

Uma vez que nas esganaduras a pressão é exercida, principalmente, na parte central do pescoço, as lesões vasculares são bem mais raras[11]. Pelo fato de os dedos do agente aprofundarem-se intensamente no pescoço (ao contrário do que ocorre no estrangulamento, em que o laço constritor atua homogeneamente por todo o perímetro cervical), a esganadura é a forma de asfixia que mais apresenta fraturas do aparelho laríngeo[4,9,22]. São típica e mais comumente afetados os cornos superiores da cartilagem tireóide e os cornos maiores do osso hióide[11]. Além das fraturas, a esganadura causa infiltrações hemorrágicas das estruturas profundas do pescoço de maneira mais constante e acentuada que no estrangulamento[4,9,22]. A bilateralidade das lesões vasculares (com uma mesma altura) (sinais de Amussat e Friedberg) mostra-se com mais freqüência nos casos de estrangulamento[9], sendo, porém, inexistentes para Hercules[11]. Ao contrário do enforcamento, em que a face pode ser pálida, nos estrangulamentos e esganaduras ela é quase sempre cianótica. Nos enforcamentos, as lesões vasculares são mais evidentes no lado oposto ao nó. São sinais externos relativamente comuns a esses três tipos de modalidade asfíxica: protrusão dos olhos e da língua, que geralmente é escura e seca; lábios e orelhas arroxeados, com eventual otorragia; espuma rósea nas narinas e boca; equimoses e petéquias no tórax, pescoço e face, incluindo as pálpebras e mucosas conjuntivais e labiais[9].

416) Resposta: letra c

O sinal de Tarsitano se traduz pelo aumento do cloro globular (das hemácias) com relação ao nível plasmático, por causa da retenção de gás carbônico provocada pela asfixia. Dentro do glóbulo vermelho, o gás carbônico combina-se com a água, sob a ação da anidrase carbônica, para formar bicarbonato, o qual então sai da célula e cai no plasma sangüíneo, em troca da entrada de cloro. Também é mencionado o sinal de Palmiere, caracterizado pela queda do ponto crioscópico do sangue, nas situações de acidose respiratória, fato provavelmente relacionado com o maior peso molecular do bicarbonato, trocado pelo cloro plasmático. Enquanto França[9] recomenda, para a análise da crioscopia, o sangue das cavidades cardíacas esquerdas, Alcântara[1] cita inexplicavelmente a coleta sangüínea do hemicoração direito nos casos de enforcamento (quando o ponto crioscópico do sangue do ventrículo direito é, segundo esse autor, mais alto que o do esquerdo) e, para as asfixias em geral, o sangue das cavidades cardíacas esquerdas, em que se verifica ponto de congelamento abaixo do normal (0,54°C).

417) Resposta: letra b

O baço, na maioria das vezes, apresenta-se com pouco sangue, por causa de suas contrações durante a asfixia (sinal de Etienne-Martin). O "fígado asfíxico" é caracteristicamente muito congesto (pletórico), assim como o mesentério. Também acumulam muito sangue os pulmões e a parte direita do coração, enquanto o ventrículo esquerdo é tipicamente vazio. Por causa da maior pressão capilar pulmonar, formam-se comumente hemorragias na pleura visceral, puntiformes ou do tamanho de uma lentilha, conhecidas como manchas de Tardieu, encontradas também em outras áreas como pericárdio e timo (nas crianças). Nos afogados, as áreas hemorrágicas da pleura visceral são ainda mais extensas, constituindo as chamadas "manchas de Paltauf", que podem coexistir com as manchas de Tardieu (mais raras)[1,9].

418) Resposta: letra a

O sinal de Brouardel se refere ao enfisema aquoso dos pulmões, proveniente da água aspirada pelos afogados. Nesses casos, os pulmões ficam tão armados e distendidos que se entrecruzam anteriormente, encobrindo o coração e deixando-se marcar lateralmente pelas costelas. Nos enforcados, há referência às "equimoses retrofaríngeas de Brouardel" (que Alcântara[1] cita como um dos aspectos mais importantes para o diagnóstico diferencial entre o enforcamento e a suspensão do cadáver depois da morte – simulação de suicídio), resultantes de compressão da parede posterior da faringe pela coluna vertebral[11], às quais França[9] se reporta como sinal de Brouardel–Vibert–Descoust. É clássica também a "circulação póstuma de Brouardel", desenho vascular que aparece no período gasoso da putrefação[1,9,11].

419) Resposta: letra d

As manchas de Paltauf são típicas dos afogados, diferenciando-se das de Tardieu quanto à espécie de asfixia e também quanto ao tamanho e à cor, já que são mais claras, irregulares e de maiores dimensões, alcançando 2 cm ou mais[9]. Carvalho[4], no entanto, estende o aparecimento das manchas de Paltauf às outras formas de asfixia e, até mesmo, a alguns casos de morte natural, comparando essa ampliação conceitual àquela ocorrida com as manchas de Tardieu, que as descreveu como patognomônicas de sufocação.

420) Resposta: letra b

O sinal de Wydler se traduz pela presença de conteúdo espumoso no estômago e nas primeiras alças intestinais, indicando ato de deglutição (reação vital). Quando colocado num tubo de ensaio, este líquido forma três camadas: a superior, espumosa; a intermediária, aquosa; e a inferior, sólida. Também são descritas alterações hemorrágicas (por provável aumento da pressão capilar devido à hidremia) como o sinal de Niles, caracterizado por uma zona azulada que aparece na face ântero-superior da porção petrosa do osso temporal, conseqüente à hemorragia do ouvido médio e dos seios mastóideos; e o de Vargas-Alvarado, representado por uma zona azulada que surge de cada lado da crista *galli*, resultante de hemorragia etmoidal. Quando também existir traumatismo craniano, estes dois últimos sinais perdem seu valor como alterações indicativas de afogamento[9].

421) Resposta: letra d

Pela própria dinâmica circulatória, a diluição do sangue é mais acentuada no hemicoração esquerdo (hidremia), onde estarão diminuídos o número de hemácias, a hemoglobina, a densidade sangüínea, a condutibilidade elétrica e o hematócrito. O único resultado laboratorial com valor aumentado é a crioscopia, pois o sangue pobre em íons tem mais facilidade em se congelar, aumentando o ponto crioscópico. Nos afogados em água salgada, será maior o ponto crioscópico do sangue ventricular direito, pois as cavidades esquerdas mostrarão hemoconcentração com maior quantidade de solutos, que vão dificultar o congelamento do sangue (ponto crioscópico menor)[9].

422) Resposta: letra f

Os pulmões e as vísceras em geral têm uma tonalidade rósea[4]. É, no entanto, a coloração vermelho-viva do sangue ou carminada dos livores que chama mais a atenção, podendo até mesmo ser patognomônica deste tipo de asfixia[8,21]. Em todas as alternativas existe concordância entre os autores, porém França[9] afirma que a rigidez cadavérica é mais tardia, pouco intensa e de menor duração, ao contrário de outros[6,-8,11], que a acham precoce, intensa e persistente.

423) Resposta: letra d

Nos corpos em decomposição (ou esqueletizados ou divididos), o diagnóstico necroscópico de afogamento fica muito prejudicado em função das alterações putrefativas. Pela grande pressão dos gases abdominais, o conteúdo gástrico e traqueobrônquico é expulso, dificultando seu encontro e análise. Nesses casos, o diagnóstico de afogamento poderá ser confirmado pela presença de algas diatomáceas, cuja pesquisa deve ser efetuada na medula óssea proveniente da diáfise de um osso longo, preferencialmente o fêmur[11,22].

424) **Resposta: letra c**

Nos afogados, o exame do plâncton pode auxiliar no diagnóstico do local do afogamento, principalmente quando o corpo foi arrastado pelas correntezas para longe do sítio original. Nessas situações, compara-se o plâncton cadavérico com o do local onde provavelmente ocorreu o acidente[11].

425) **Resposta: letra e**

Por causa dos gases intestinais da putrefação, o abdome dos afogados torna-se menos denso e sujeito a maior empuxo, de baixo para cima. Com isso, o corpo adota uma posição de pronação dentro da água, de tal forma que, quando vai ao fundo, atritam-se as regiões mencionadas nas alternativas, com exceção das costas[11,22].

426) **Resposta: letra a**

A cor azulada se deve à presença de hemossiderina[1].

427) **Resposta: letra b**

Na confirmação de afogamento, o material proveniente dos pulmões não tem valor diagnóstico, por causa da possibilidade de contaminação pós-mortal desses órgãos. Na pesquisa das algas diatomáceas, as vísceras ou o sangue devem ser submetidos à ação de ácidos fortes, pois esses microrganismos possuem carapaças de sílica a eles resistentes, passíveis de observação ao microscópio[11].

428) **Resposta: letra g**

O destacamento "em luva" da pele dos dedos e das unhas, assim como as "mãos de lavadeira", ocorrem por maceração, quando o corpo permanece por algum tempo dentro da água[11,22]. A "cabeça de negro" deve-se à cor escura assumida pela face, em função das hipóstases e da putrefação que aí se iniciam e se estabelecem, por causa do característico decúbito ventral assumido pelos afogados, que têm a cabeça e os membros pendendo para o fundo[7,10]. Todas as outras alternativas representam reação vital, incluindo as manchas de Paltauf, que se formam ativamente por hiperdistensão do parênquima pulmonar e rotura das paredes alveolares. O encontro, na luz dos brônquios, de alimentos parcialmente digeridos, é explicado pela aspiração de vômitos, que podem ocorrer um pouco antes da morte, enquanto a vítima luta para sobreviver[11]. Já o cogumelo de espuma e o enfisema aquoso têm formação dependente da entrada ativa (aspiração) de água nas vias respiratórias, traduzindo, portanto, reação vital[9].

429) Resposta: letra a

Como indicativo de reação vital, o sinal menos valioso, no caso dos afogados, é o achado de líquido no estômago, pois alguns autores acham que possa haver passagem pós-mortal de conteúdo aquoso através do esfíncter esofago-gástrico. Além disso, não pode ser desprezada a hipótese de o indivíduo ter bebido água antes de sofrer o acidente. De qualquer modo, a presença de "grande" volume de conteúdo aquoso no estômago e, principalmente, nas primeiras alças intestinais, pode ser muito importante para o diagnóstico de morte por afogamento. Por outro lado, as "mãos de lavadeira", o destacamento "em luva" da epiderme e o aspecto "anserino" da pele, apesar de sugestivos de afogamento, são conseqüências pós-mortais da permanência do corpo dentro da água, podendo ocorrer em mortes produzidas por outras causas. Também são relativamente valorizados alguns sinais produzidos durante a fase de sobrevivência em baixo da água: o encontro de escoriações e pequenas feridas nas polpas digitais, causadas pelo corte ou atrito com pedras e mariscos incrustados em rochas; a presença de corpos estranhos nos sulcos ungueais; e a ocorrência de folhagem e outros resíduos, presos pelas mãos. Ainda são sinais vitais, que podem coexistir nos afogamentos, as manchas de Tardieu e as de Paltauf, que não devem ser confundidas, pois as primeiras tomam a forma de petéquias, em geral pequenas (de 1 a 3 cm), vermelho-vivas, redondas ou lenticulares, comuns a todos os tipos de asfixia, enquanto as últimas são maiores (de 2 cm ou mais), irregulares e vermelho-claras, com contornos esmaecidos pela diluição hemática. Além de serem exclusivas do afogamento, as manchas de Paltauf representam hemorragias intraparenquimatosas causadas por ruptura alveolovascular, vistas na superfície pleural por transparência, ao passo que as manchas de Tardieu resultam do rompimento de capilares subpleurais, sendo, portanto, superficiais[9,11,22].

430) **Resposta: letra g**

Todas as afirmações estão corretas, incluindo a alternativa "e", principalmente quando o corpo fica mais de um dia na água, provocando-se, pela putrefação, a compressão diafragmática dos pulmões, que resulta no aparecimento pós-mortal de líquido intrapleural. O efeito diluidor da água aumenta o compartimento líquido do sangue, tornando-o mais fluido. Assim, as hipóstases se formam mais precocemente e têm uma cor mais clara, que também é devida à facilidade com que o oxigênio da água penetra nos vasos superficiais. Também é clássico o fato de as hipóstases dos afogados se iniciarem e serem mais intensas na cabeça, por causa de sua maior densidade, afundando-se mais[9,11]. As outras alternativas são conseqüência do meio em que está o cadáver, sendo também muito conhecidas[4,22]. Porém, ao citar a embebição como fator alterante da rigidez cadavérica, França[9] está presumivelmente sugerindo um retardamento desse processo, principalmente se a vítima fica submersa por muito tempo, enquanto Gomes[10] e Croce[6] relatam a precocidade da rigidez, provavelmente associada a um tempo menor de permanência na água.

431) **Resposta: letra e**

Apesar de ser um dos melhores sinais externos de afogamento[2], o cogumelo de espuma é encontrado nos asfixiados em geral e também em outras situações, como: nas intoxicações por monóxido de carbono, organofosforados e psicotrópicos; nas eletroplessões e fulminações; e nas mortes naturais, principalmente por edema agudo de pulmão e convulsões[22]. Além de inespecífico, o cogumelo de espuma pode até mesmo estar ausente em alguns afogamentos, principalmente se a necropsia custar a ser feita[11], revelando-se então na forma de um líquido aquoso, que sai fácil e abundantemente pelas narinas e boca, quando se faz a mobilização ou a compressão torácica do corpo da vítima[22]. Na maioria dos casos, a espuma começa a se formar logo após a morte, por causa da diminuição da caixa torácica (ocasionada pelo relaxamento dos músculos respiratórios), continuando-se com a elevação diafragmática provocada pelos gases intestinais. Embora possa ocorrer em outras situações, o cogumelo de espuma nunca é tão exuberante e armado como aquele dos afogados. Ele, no entanto, não aparece nos chamados "afogamentos brancos" (de Parrot)[6].

432) Resposta: letra b

O sinal de Bernt, visto nos afogados, é reconhecido pelo eriçamento dos pêlos dos ombros, das coxas e dos braços, causado pela contração dos músculos eretores, resultando na chamada "pele anserina". Variavelmente interpretado como sinal vital ou fenômeno *post mortem*, esse aspecto da pele resulta do contato corporal com a água, sendo independente do afogamento como causa de morte. A reação do mamilo, do escroto e do pênis possui o mesmo significado da pele anserina, não sendo, portanto, exclusiva nem diagnóstica de afogamento[8,9,22].

433) Resposta: letra d

O monóxido de carbono combina-se com a hemoglobina, formando a carboxiemoglobina, a qual é 250 vezes mais estável que a oxiemoglobina[11]. Produzido em braseiros (para aquecimento), motores a explosão, queima de lenha em lugares sem ventilação, esse gás inodoro, causado por combustão incompleta, provoca morte em que é característico o aspecto rosado da face[7]. Por sua vez, na intoxicação por sulfas, anilinas, nitrobenzeno e nitritos, a passagem do Fe++ (forma ferrosa) para Fe+++ (forma férrica), causada por essas substâncias, resulta na formação de metemoglobina, um pigmento escuro, que não transporta oxigênio, produzindo uma cianose cor de chocolate, com escurecimento também das hipóstases; a sulfoemoglobina é esverdeada, sendo vista, principalmente, no morto (quando o enxofre do gás sulfídrico produzido pelas bactérias combina-se com a hemoglobina) e menos freqüentemente no vivo, por intoxicação acidental ou criminosa com esse gás; pelo bloqueio da respiração celular, com interferência na ação enzimática da citocromo-oxidase, o cianeto causa um tipo de anoxia chamada de "histotóxica", pois não há aproveitamento celular do oxigênio, que se acumula no sangue, dando às hipóstases uma cor bem vermelha[22]. A carbaminoemoglobina resulta da combinação da porção amínica da hemoglobina com o gás carbônico, que é transportado normalmente sob essa forma numa quantidade de 23%[11].

434) Resposta: letra b

Lesões amareladas e secas da mucosa gástrica sugerem ingestão de ácido nítrico, sendo também possível observar evaporação amarela do conteúdo gástrico, caso a quantidade ingerida tenha sido grande[11].

435) Resposta: letra d

O ácido oxálico tem intenso efeito sistêmico, pois combina-se com o cálcio sangüíneo e tecidual, causando severa hipocalcemia, que leva às convulsões e parada respiratória (evolução fatal geralmente rápida). As lesões das mucosas oral, faríngea e esofagiana são esbranquiçadas, e as gástricas têm tonalidade pardo-avermelhada, às vezes mais escuras[11].

436) **Resposta: letra b**

A ingestão de solução concentrada de soda cáustica (hidróxido de sódio) pode causar necrose transmural do esôfago em tempo muito curto. Também leva à necrose de estômago e às vezes produz perfuração do intestino delgado[11].

437) **Resposta: letra b**

O ácido sulfúrico produz coloração pardo-acinzentada da mucosa gástrica, que pode se escurecer em função da sua concentração, tempo de contato e quantidade de sangue do segmento afetado[11].

438) **Resposta: letra c**

Na ingestão de cáusticos, o órgão mais comumente lesado é o estômago, pois o esôfago funciona apenas como um canal de passagem, enquanto o duodeno e o jejuno ficam relativamente protegidos pelo piloro gastroduodenal, que entra em espasmo[11].

439) **Resposta: letra c**

O sinal de Janesie-Jeliac se refere ao encontro de exsudato leucocitário no interior de flictenas produzidas por queimaduras ainda em vida[9].

440) **Resposta: letra a**

Embora improvável (pois os gases são naturalmente difusíveis), esse tipo de morte é relatado por Teixeira[22] em trabalhadores de bueiros, bocas de lobo, esgotos, poços, silos e até adegas, sendo relacionada com o acúmulo de gás carbônico nesses locais relativamente fechados.

441) **Resposta: letra b**

Através dos tempos, o homem aprendeu que a diferença entre alimento e veneno está principalmente baseada na quantidade ingerida, existindo atualmente uma escala de efeitos dose-dependentes[11]. Relacionado com isso, está o conceito de equivalente tóxico, que é a quantidade de veneno necessária para, por via endovenosa, matar 1 kg do animal considerado[3].

442) Resposta: letra a

A carboxiemoglobina, relacionada com a intoxicação por monóxido de carbono, e a oxiemoglobina, normalmente presente no sangue, produzem duas faixas escuras nas raias "D" e "E" do espectro. Adicionando-se sulfureto de amônio ao líquido em exame, as duas faixas se unem, no caso da oxiemoglobina, ou então permanecem isoladas, ao tratar-se de carboxiemoglobina[10]. A formação normal dessas faixas se deve à descontinuidade do espectro da luz, que não é contínuo: de espaço a espaço, percorrem-no linhas escuras, paralelas entre si, as "faixas de Fraunhoefer", de posição fixa. As mais evidentes se designam por letras: A, B, C, no vermelho; D, no amarelo; E, no verde; F, no azul; G, no índigo; H, K e L, no violeta[2].

443) Resposta: letra e

As alternativas "a", "b" e "c" estão corretas, explicando os possíveis motivos da cor avermelhada das hipóstases de vítimas expostas ao frio[22].

444) Resposta: letra j

Todas as alternativas são corretas, incluindo as úlceras de Mischnevsky (erosões da mucosa gástrica), a disjunção das suturas cranianas (como classicamente relatado) e as hipóstases vermelho-claras (conseqüência da maior estabilidade da oxiemoglobina junto ao frio)[9,11,21].

445) Resposta: letra c

Pelo teste de Iturrioz, coloca-se parafina semilíquida sobre a pele da mão do suspeito de ter atirado. Os resíduos de pólvora que ficam aderidos a essa película de parafina podem ser revelados pelo reagente de Lunge, cuja fenilamina, em presença de nitritos ou nitratos, produz uma coloração azulada por reação de oxidação. Trata-se de um teste inespecífico, de realização laboriosa, com falso-negativos e falso-positivos. Vale lembrar que o teste de Iturrioz e as demais provas são também feitas junto ao orifício de entrada produzido na vítima ou em sua roupa, a fim de se verificar se o tiro foi disparado em curta distância[11].

446) Resposta: letra d

Os resíduos de combustão da espoleta prestam-se mais confiavelmente para a identificação do atirador, cuja pele deve ser tateada por uma fita adesiva, que será então pesquisada pela via "úmida" ou pela microscopia eletrônica de varredura. A primeira investiga a presença, na fita, de antimônio (revelado com o trifenil-arsênico) e de sais de chumbo e de bário (identificados com o rodizonato de sódio). Falso-positivos ocorrem com trabalhadores que lidam com o chumbo, como frentistas, soldadores e pintores. O bário e o antimônio podem contaminar operários que trabalham com a fabricação de papéis e de fios sintéticos, respectivamente. A microscopia eletrônica de varredura permite o reconhecimento morfológico das partículas, com base na sua composição em chumbo, bário ou antimônio, complementada pela espectroscopia aos raios X. O encontro de partículas com os três elementos é diagnóstico da realização do disparo: com dois elementos, a conclusão é de indicativo de disparo; e a presença de um só elemento não permitirá conclusão[11].

447) Resposta: letra b

No atirador, os resíduos de combustão da pólvora e da espoleta tendem a se depositar no dedo indicador (faces radial e palmar), no polegar (face dorsal) e no dorso da mão. No caso da pólvora negra, constituída principalmente de nitrato de potássio (salitre), e da branca, composta principalmente de nitrocelulose e nitroglicerina, os resíduos são, principalmente, os nitritos, que podem ser oxidados a nitratos pelo oxigênio atmosférico. Os resíduos produzidos pela combustão da espoleta (sais de chumbo, bário e antimônio) determinam incrustações cutâneas geralmente invisíveis a olho nu[2,11].

448) Resposta: letra c

Em vísceras maciças, como o fígado e os rins, os orifícios de entrada (e também os de saída) são geralmente estrelados, por causa da riqueza líquida desses tecidos (muitos capilares sangüíneos), que fazem uma transmissão centrífuga das ondas de pressão, de maneira semelhante ao que ocorre quando jogamos uma pedra numa poça d'água. Nos pulmões, entretanto, em que a natureza esponjosa e elástica dos alvéolos absorve facilmente a energia das ondas de pressão, tanto a entrada como a saída podem ter forma circular. França[9] salienta que, nas vísceras e, principalmente, nos pulmões, o ferimento de entrada exibe o "halo hemorrágico de Bonnet", ausente no orifício de saída. As artérias de grande calibre possuem lesões de entrada e de saída irregulares, enquanto as de médio calibre costumam se romper completamente. No coração, a entrada tem forma circular ou oval, com bordas esgarçadas e halo hemorrágico no epicárdio, enquanto a face luminal é mais irregular[11].

449) Resposta: letra d

Embora possam ser utilizadas para fins criminosos, as espingardas são usadas mais comumente para a caça, por causa do cone de dispersão, que permite atingir alvos móveis mais facilmente[11].

450) Resposta: letra a

Apesar de amplamente confirmada pela literatura[2,9,11], a alternativa "a" não possui uma explicação adequada, pois não é possível entender como as raias de um cano, sendo "sulcadas", conseguem "escavar" linhas (deprimidas) nos projéteis. Argumento semelhante vale com relação à estriação lateral fina: se a usinagem irregular determinar "sulcos" na superfície dos cheios do cano[4], como poderão eles "escavar" linhas "deprimidas" (estrias) no projétil[2,11]?

451) Resposta: letra e

Rosa de tiro corresponde ao conjunto de orifícios de entrada produzidos por projéteis múltiplos, como aqueles disparados de espingarda[11].

452) Resposta: letra a

O diâmetro (em cm) da rosa de tiro corresponde, grosseiramente, ao dobro ou triplo da distância do tiro (em metros)[11].

453) Resposta: letra e

Todas as afirmações estão corretas. Nos tiros encostados à cabeça, a força expansiva dos gases provoca fratura cominutiva dos ossos cranianos e da face, com eliminação parcial ou total do cérebro. Nos disparos em curta distância, o orifício de entrada é único, com bordas escoriadas, que começam a ter contorno crenado à medida que aumenta a distância do tiro, quando então cada projétil tende a se dispersar[11].

454) Resposta: letra d

Quanto mais longo for o cano e quanto maior for o diâmetro dos projéteis, menor será o grau de dispersão, que também é influenciada pela forma do cano. Assim, nos cilíndricos, com 1,5 m de trajetória já começa a haver dispersão, enquanto nos canos com *choke*, os projéteis permanecem juntos por cerca de 6 m. Chama-se *choke* a redução progressiva da luz do cano em direção à boca da arma[11].

455) Resposta: letra a

A orla de escoriação é também chamada de zona de Fisch[9]. Para Zarzuela[24] e Alcântara[1]; entretanto, tal denominação é dada para a superposição das orlas de enxugo e de contusão. Del-Campo[7] diferencia orla de escoriação (de diâmetro maior, resultante da ruptura da epiderme) da de contusão (caracterizada pela infiltração hemorrágica da derme), agrupando-as sob a denominação "anel de Fisch" que, por sua vez, tende a ser mascarada pela orla de enxugo.

456) Resposta: letra b

Os tiros de prova geralmente têm como alvo uma placa de papelão, sobre a qual se forma uma figura chamada residuograma[11].

457) Resposta: letra b

O reativo de Griess é utilizado para se demonstrar a presença de nitritos na mão do atirador. Dada a grande possibilidade de haver falso-positivos (por contaminação da pele com urina, cinza de cigarro e alimentos em conserva) e falso-negativos (com formação de nitratos pelo oxigênio do ar), esse teste tem pouco valor diagnóstico[11].

458) Resposta: letra f

Todas as alternativas estão corretas. Atualmente, a bucha é usada nas espingardas para separar a pólvora dos balins, podendo atingir o alvo e ser encontrada no interior da ferida, principalmente se for constituída de material denso, nos tiros em curta distância. As espoletas do tipo *clean range* constituem-se de diazol, nitrato de estrôncio, pólvora e tetrazeno, dando portanto resultados negativos quanto à pesquisa de resíduos à base de chumbo, antimônio e bário. Pela posição relativa das marcas do extrator e do ejetor, é possível determinar se a arma é automática ou semi-automática. A estriação lateral fina, deixada pelos cheios da raiação no projétil, permite o diagnóstico individual de uma arma. Impressa por asperezas, defeitos microscópicos e irregularidades internas da luz do cano, próprias da usinagem, a estriação lateral fina deve ser diferenciada da raiação, que permite o reconhecimento da marca da arma (diagnóstico específico), pois analisa as raias impressas no projétil, que variam, segundo o fabricante, em número (entre 4 a 7), largura, inclinação e direção (dextroversa ou sinistroversa). A pólvora negra, mais antiga, queima-se rapidamente, produzindo muita fumaça (cujos gases são principalmente o carbônico e o nitrogênio) e também resíduos sólidos, compostos em sua maioria por carbonato de potássio. Atualmente, a pólvora de base simples, composta de nitrocelulose coloidal, é moldada em minúsculos discos (usados em armas curtas, pois queimam mais rapidamente) e em bastonetes e tubos (que deflagram mais lentamente, sendo utilizadas nas armas de cano longo, em que é necessário uma combustão continuada, a fim de se produzirem gases por todo o tempo que o projétil transita dentro do cano)[2,4,11].

459) Resposta: letra f

Todas as alternativas estão corretas, incluindo a alternativa "b", pois a ausência de ponta e de movimento giratório dificulta uma penetração mais profunda. São próprias de cada orifício de entrada, a orla de contusão e a aréola equimótica, enquanto as zonas de queimadura, esfumaçamento e tatuagem são comuns ao conjunto do disparo[4].

460) Resposta: letra d

As alterações causadas pelos elementos provenientes do disparo constituem algumas das chamadas zonas de contorno, como a de tatuagem, a de esfumaçamento e a de queimadura, tipicamente presentes nos tiros de curta distância, incluindo a zona de compressão de gases. Nos disparos encostados, todos os elementos resultantes do disparo alcançam e penetram no alvo, podendo atuar explosivamente sob a forma de "mina". Os elementos constitutivos do disparo não se fazem presentes nos tiros à distância. Por outro lado, as lesões produzidas pelo projétil constam: de orifício de entrada (com orla de contusão, halo de enxugo e aréola equimótica, presentes em todos os tipos de tiro), trajeto (com as lesões internas determinadas por ele) e orifício de saída. Desse modo, conceituam-se como orlas as alterações determinadas pelo projétil, e como zonas aquelas causadas pela carga explosiva[3,4].

461) **Resposta: letra c**

O termo "microrraiação" se refere ao número aumentado de raias, as quais são também mais estreitas, que algumas armas possuem[11]. Apesar de serem definidas por França[9] e Maranhão[14] como saliências da superfície interna do cano, as raias efetivamente correspondem a sulcos helicoidais, destinados a imprimir movimento giratório ao projétil[1,21]. Normalmente, o número de raias oscila entre quatro a sete, variando também a largura, inclinação e direção (dextroversa ou sinistroversa), conforme o fabricante[2]. Entre as raias (constituídas por depressões), há cristas paralelas em que o metal não está rebaixado, os "cheios"; é interessante observar que é o atrito do projétil com os "cheios" (e não com as raias propriamente ditas) que determina o aparecimento da estriação lateral fina, a qual é individualizadora da arma[11].

462) **Resposta: letra d**

Chamam-se fixas as armas montadas em uma construção ou em navios (peças de artilharia); móveis são as estabelecidas em carros de combate ou dispositivos com rodas; semiportáteis são aquelas facilmente desmontáveis e montáveis, podendo ser carregadas por um só homem; e portáteis são as armas de porte, com maior interesse médico-legal, incluindo-se as longas, como o fuzil, a carabina e a espingarda; e as curtas, como o revólver e a pistola[11].

463) **Resposta: letra a**

Calibre real é a medida que corresponde efetivamente ao diâmetro do cano, podendo ou não coincidir com o calibre nominal, que é o valor dado comercialmente pelo fabricante à sua munição. Assim, a um mesmo calibre real podem corresponder diferentes calibres nominais, pois, além do diâmetro do cartucho, outros fatores são levados em consideração na "nominação" de um calibre, como: estojo mais longo, maior quantidade de pólvora e outras qualidades balísticas. Para o calibre real da arma, não se leva em conta o aumento criado pela profundidade das raias, medindo-se o diâmetro entre dois "cheios" opostos, no nível da boca do cano[2,11]. Para Del-Campo[7], o calibre real pode também ser determinado a partir do diâmetro do projétil, medido entre dois "cavados", quando houver número par de raias, ou entre um "cheio" e um "cavado", quando o número for ímpar. No caso das armas de cano liso, como as espingardas, o calibre é geralmente do tipo nominal, dado pelo número de esferas de chumbo necessário para atingir o peso de uma libra. Nesse cálculo, o fabricante usa esferas que devem ser de chumbo puro e ter diâmetro igual ao do cano em questão, muito diferentes, portanto, da carga que vai ser efetivamente utilizada pelo atirador, a qual constará de balins muito menores. Pelo diâmetro dos grãos de chumbo efetivamente disparados, tem-se o calibre real do projétil usado na arma de alma lisa, cuja boca, medida em seu diâmetro, pode fornecer o calibre real da espingarda.

464) **Resposta: letra a**

O sinal de Benassi é encontrado nos tiros encostados, dados no crânio, nas costelas e escápulas, onde os resíduos de combustão atingem a superfície óssea externa, produzindo um anel acinzentado ao redor do buraco causado pela penetração do projétil no osso[9,11].

465) Resposta: letra d

As zonas de esfumaçamento, tatuagem e queimadura, incluindo-se a orla de enxugo, às vezes não se formam em função da espessura e do tipo de roupa usada pela vítima[11].

466) Resposta: letra b

As feridas em sedenho são causadas por projéteis de arma de fogo que incidem muito obliquamente, produzindo uma orla de escoriação extensa, com a mesma direção do disparo, seguida de um trajeto subcutâneo de extensão variada. Aumentando-se ainda mais a obliqüidade da incidência, estabelecem-se as chamadas lesões de arrastão, traduzidas por uma canaleta epidérmica (sem penetração da derme) ou uma faixa de escoriação[11].

467) Resposta: letra g

Todas as afirmações estão corretas, incluindo a alternativa "c", pois a escoriação pode ocorrer no orifício de saída quando a pele for comprimida por algum anteparo colocado sobre ela (como o encosto de uma cadeira), que se antepõe à sua ejeção. Nessa situação, provoca-se até mesmo uma forma circular para o orifício de saída. Na incidência inclinada, as orlas de escoriação e de enxugo são mais largas do lado de onde veio o projétil. Com a perpendicularidade dos tiros, as duas orlas crescem homogeneamente em largura e concentração, tornando-se concêntricas, ficando o enxugo mais interior à escoriação. A aréola equimótica forma-se pelo rompimento de vasos de pequeno e médio calibres, localizados no subcutâneo, podendo faltar no orifício de entrada e estar presente no de saída, sendo o seu maior valor o de indicar reação vital[11,22].

468) Resposta: letra a

A forma ovalada do orifício de entrada indica a incidência inclinada do tiro. A maior largura das orlas no pólo inferior sugere que o projétil entrou de baixo para cima. Se o disparo for de curta distância, estarão presentes as zonas de queimadura, esfumaçamento e tatuagem, formando uma figura oval com o orifício de entrada excêntrico e localizado, no presente caso, inferiormente, suprajacente à maior largura e concentração das referidas zonas[11].

469) **Resposta: letra c**

A esganadura vem em geral acompanhada de escoriações nas mãos e nos antebraços, traduzidas como sinais de luta (lesões de defesa). É comum se encontrarem ainda outras alterações contusas como equimose ao redor da boca e ferimentos da região posterior da cabeça. Se a vítima for do sexo feminino, é necessário realizar o exame ginecológico, a fim de se verificar a possibilidade de estupro. Nessa situação, a morte pode ser também causada por sufocação indireta, pois na tentativa de manter a mulher rente ao solo, o homicida apóia-se com os joelhos sobre o seu tórax e abdome, impedindo-lhe os movimentos respiratórios[4,9].

470) **Resposta: letra c**

A contusão cerebral se caracteriza pela presença de hemorragia, por sua vez conseqüente à rotura de pequenos vasos sangüíneos, localizados nas partes mais profundas do córtex, sem solução de continuidade do tecido encefálico adjacente. Difere, portanto, de concussão, que significa perda transitória da consciência por alteração funcional causada por traumatismo cranioencefálico; e de laceração, caracterizada pela rotura da substância encefálica, freqüentemente associada a fraturas com afundamento ou penetração por projéteis de arma de fogo[11].

471) **Resposta: letra e**

O sinal de Lates e Tojo refere-se à presença de fragmentos de pele junto à face interna das vestes da vítima, causada pelo projétil de arma de fogo que, através do orifício de saída, carrega consigo restos cutâneos arrancados do orifício de entrada[9].

472) Resposta: letra g

Com exceção de "g", todas as outras alternativas estão erradas, pois elas representam manifestações subjetivas, não-passíveis de avaliação e comprovação, sendo, portanto, insuficientes para caracterizar lesão corporal[11].

473) Resposta: letra d

A lesão corporal seguida de morte, tratada no terceiro parágrafo do artigo 129 do Código Penal, constitui a figura do crime preterdoloso: dolo na lesão, culpa no resultado (morte). No caso em questão, quem atira numa perna, por exemplo, pretende supostamente causar apenas dano local, mas se ocorre sangramento abundante que leva à morte, configura-se a espécie (lesão corporal seguida de morte). Por outro lado, atropelar alguém e matá-lo representa homicídio culposo, pois aqui não houve dolo (intenção)[11].

474) Resposta: letra b

O sinal de Ambroise Paré, embora visto tipicamente nos enforcamentos (energia físico-química), constitui-se numa lesão contusa[6], pois se refere à luxação da segunda vértebra cervical[9].

475) Resposta: letra c

O sinal de Amussat, embora típico das asfixias (energia físico-química) por constrição do pescoço, principalmente do enforcamento, resulta de ação contundente do laço[6] sobre a túnica da carótida interna, na qual determina sua rotura transversal (lesão contusa)[9].

476) Resposta: letra f

Todas as alternativas são importantes, pois referem-se ao conjunto de caracteres físicos constantes dos registros e documentos da arma de fogo[9].

477) Resposta: letra d

No enforcamento, o laço, superiormente situado, empurra a língua e o osso hióide para cima e para trás, de encontro à parede posterior da faringe, impedindo assim a entrada de ar na laringe. No estrangulamento, em que a laçada se faz geralmente abaixo da cartilagem tireóide, a compressão se faz no nível da laringe e da traquéia, com obstrução respiratória mais importante que no enforcamento, onde pode ser mais significativamente mortal a interrupção da circulação sangüínea. Por fim, são os mecanismos nervosos que parecem desempenhar papel preponderante nas mortes por esganadura[4,9].

478) Resposta: letra b

Devido à posição do laço, ocorrem, nos enforcamentos, ações mecânicas cranialmente dirigidas, que se projetam na língua, acarretando a sua procidência, numa imagem popularmente recorrente e reconhecida[4].

479) Resposta: letra c

No diagnóstico diferencial entre enforcamento verdadeiro e simulação de suicídio, a linha argentina não é de auxílio, pois constitui-se numa alteração pós-mortal, causada pela desidratação da pele escoriada por laços duros[9]. Todas as outras alternativas referem-se a fenômenos vitais, incluindo a afirmativa "a", que Carvalho[4] cita como importantes aspectos diferenciais, pois se prestam a um estudo histológico provavelmente mais fidedigno, sem as interferências compressivas que se verificam na borda superior.

480) **Resposta: letra f**

Com exceção da oclusão de glote (sufocação direta), todas as outras alternativas referem-se a situações em que pode haver morte pela forma indireta de sufocação. No atentado sexual, a vítima, deitada, tem o seu abdome e tórax comprimidos pelo joelho do homicida, que tenta assim lhe quebrar a resistência. No infanticídio, a compressão torácica se dá com ambas as mãos, impedindo-se os movimentos respiratórios. Pessoas em aglomeração podem se comprimir mutuamente, principalmente em situações de pânico, precipitado por incêndios, tumultos etc. Também os desmoronamentos e os desabamentos são causas acidentais de sufocação indireta, freqüentemente associada a lesões contusas[4].

481) **Resposta: letra g**

Todas as alternativas estão corretas, pois num desmoronamento pode ocorrer a morte por qualquer uma destas modalidades. Para se caracterizar soterramento, é necessário que o meio seja suficientemente pulverulento para penetrar na árvore respiratória. Se o material "soterrante" apenas obstruir as aberturas aéreas, dar-se-á então uma sufocação direta; se o tórax ficar comprimido pela terra circundante, haverá sufocação indireta; se sobrar à vítima um pequeno espaço, ocorrerá confinamento, pela redução do meio respirável, possivelmente agravado por intermação ou insolação (se o ambiente for suficientemente maior para permitir algum tempo de sobrevida). É freqüente que haja, em associação, lesões contusas de especificidades variadas como fraturas e roturas viscerais, por si sós capazes de provocar a morte, que nesse caso será então mais rápida[4,9,11].

482) **Resposta: letra d**

Nos desmoronamentos e desabamentos, geralmente acidentais, produz-se material pulverulento, condição fundamental para que ele seja aspirado e cause a morte por soterramento, freqüentemente vista como conseqüência desses dois tipos de situação. Se o meio não for de molde a penetrar na árvore respiratória, poderá apenas obstruir as aberturas aéreas, quando então se dará morte por sufocação direta[4]. Hercules[11] chama a atenção para outros tipos de material que, mesmo não sendo pulverulentos, podem ser aspirados e obstruir o fluxo aéreo, como, por exemplo, lama (deslizamento de encostas), além de areia, saibro, farinha, cereais e cinza.

483) Resposta: letra b

Apesar de citado por França[9] como sinal de asfixia geral, o fígado asfíxico de Etienne Martin é visto mais proeminentemente nos afogamentos[4], como resultado da congestão venosa que se instala devido à hipertensão pulmonar[10].

484) Resposta: letra h

Todas as afirmações estão corretas, incluindo-se a alternativa "c", pelo fato de a água aspirada misturar-se com o ar, deixando os pulmões crepitantes e menos elásticos, com abundante líquido aos cortes[4]. Decorrentes dos mecanismos asfíxicos, podem ser encontradas as manchas de Tardieu (raramente) e as de Paltauf, mais comuns e típicas do afogamento[11]. Pela distensão provocada sobretudo pela água alveolar, os pulmões se distendem e aumentam de tamanho, deixando impressas as marcas das costelas na superfície pleural[9].

485) Resposta: letra b

Citado por França[9] como sinal asfíxico geral, a congestão hepática é vista com maior proeminência nos casos de afogamento, em função da hipertensão pulmonar que aí se instala[4,10]. Ao contrário do sangue, que tem a cor mais clara por causa da hemodiluição pulmonar, o fígado dos afogados permanece escuro, pois a congestão se processa no território venoso, relativamente preservado da hidremia do sistema arterial.

486) Resposta: letra e

Por não haver aspiração, esses afogamentos são assim chamados por causa da ausência de água nas vias respiratórias (autópsia "branca"). Admite-se que, em tais casos, a morte seja causada por: inibição cardíaca devido à descarga vagal, por sua vez provocada pelo contato da água fria com a pele e com a mucosa da faringe e da laringe; hidrocussão (síndrome de imersão), que é uma parada cardíaca desencadeada por choque térmico (temperatura da água e do corpo com uma diferença de 5°C ou mais); e espasmo de glote que, recebendo o primeiro jato de água, contrai-se violenta e persistentemente, para impedir que entre mais líquido. Contra essa última hipótese está o fato de não se acharem, nesses casos, sinais de asfixia (afogados brancos)[11,22].

487) Resposta: letra b

Em episódios de tortura, é possível que a cabeça da vítima seja forçadamente mergulhada no interior de um balde ou tanque cheio de água, quando então se dá a morte pelo chamado afogamento incompleto (sem necessidade de submersão total do corpo). Semi-afogados (ou quase afogados) são aqueles que conseguem sobreviver por períodos variáveis de tempo, cuja extensão depende da instalação da síndrome da angústia respiratória do adulto (afogamento secundário) e de outras complicações como broncopneumonia, que acabam levando ao óbito (síndrome fatal pós-imersão)[11,22].

488) Resposta: letra b

Nos afogados em água doce, ocorre hemodiluição em nível pulmonar, com hemólise e hiperpotassemia, as quais resultam em fibrilação ventricular, possivelmente agravada pela sobrecarga cardíaca que se estabelece em função da hipervolemia, com insuficiência do ventrículo esquerdo e edema pulmonar. Nos afogamentos ocorridos no mar, a hipertonicidade da água leva à hemoconcentração, com retirada de grande quantidade de líquido plasmático para o interior dos alvéolos pulmonares, resultando em morte por edema de pulmão, agravada pela hipoxia decorrente, principalmente, da ausência de hematose[9,11,22].

489) Resposta: letra e

Pela entrada da água no sistema circulatório no nível do pulmão, o sangue torna-se, nos afogados, mais claro, fluido e quase totalmente incoagulável, aspectos que também estão presentes nos outros tipos de asfixia, porém com menor intensidade, fazendo diferença somente a cor sangüínea, que é clara nos afogamentos, e escura nos outros asfixiados, com exceção da intoxicação por monóxido de carbono (rósea)[9]. Todas essas alterações sangüíneas resultam da hemodiluição no nível pulmonar, principalmente quando se trata de afogamentos em água doce[11], ao contrário do que ocorre com a água salgada, em que existe hemoconcentração por saída osmótica de líquido plasmático para o interior dos alvéolos pulmonares[22]. Portanto, pode ser que, para os afogados no mar, não se verifiquem as alterações sangüíneas de cor, maior fluibilidade e incoagulabilidade, próprias dos afogamentos em água doce.

490) Resposta: letra c

A articulação tibiotársica é a mais comumente acometida pela entorse, que aparece em decorrência da adução brusca e forçada do pé. Nessa situação, produz-se o estiramento da cápsula articular (com ou sem rotura ligamentar), associado a hemorragias e reação inflamatória, provocando muita dor, devido à rica inervação dos tecidos periarticulares. Ocorrendo sempre que a mobilidade normal da articulação é ultrapassada, as entorses também são produzidas no punho (por uma flexão intensa da mão sobre o antebraço), no joelho (por uma rotação mais violenta) e na primeira articulação carpometacárpica (por uma abdução mais brusca do polegar). Em geral, o prognóstico é bom e menos grave que o da luxação, processando-se a cura de

10 a 15 dias, constituindo-se em lesão juridicamente leve, a não ser que haja, mais raramente, deficiência funcional que interfira, por mais de 30 dias, com as ocupações habituais (lesão grave, a ser devidamente constatada – e só assim afirmada – no primeiro exame complementar)[9,11].

491) **Resposta: letra b**

A articulação escapuloumeral é a mais propensa à luxação, que ocorre geralmente em homens, como conseqüência de uma ação à distância do agente contundente, configurando quase sempre lesão de natureza grave, principalmente devido à incapacidade para as ocupações habituais por mais de 30 dias, a ser criteriosamente constatada (e só assim afirmada) no primeiro exame complementar. Além da luxação do ombro, são também vistas as de cotovelo, joelho e tornozelo[9,11].

492) **Resposta: letra c**

As articulações mais predispostas à luxação aberta são as pequenas, como as interfalangianas. Pela presença de massas musculares robustas e possantes ligamentos, que impedem o deslocamento ósseo, as articulações de maior porte estão relativamente protegidas de luxações abertas[11].

493) **Resposta: letra c**

As luxações são mais comuns nos homens, afetando principalmente a articulação escapuloumeral. As crianças são menos vulneráveis, pois possuem considerável mobilidade articular. Nos idosos, o enfraquecimento dos ossos, dado pela osteoporose, faz com que, diante de uma solicitação mecânica, ocorra fratura antes de haver luxação[11].

494) **Resposta: letra e**

O sinal de Chavigny orienta quanto à ordem de produção de lesões causadas por instrumentos cortantes[9]. Diante de dois ferimentos incisos "X" e "Y" que se cruzam, aproximam-se as bordas de "X": se as bordas de "Y" também se confrontarem, então "X" foi a primeira produzida[11]. Tal fato compara-se ao de um papel que tenhamos de dobrar novamente: para não amarrotá-lo, deve-se começar pela primeira dobra.

495) Resposta: letra a

Chamado vulgarmente de tumor do parto, a bossa sangüínea (assim como a serosa) serve para atestar que o feto estava vivo durante o parto[11].

496) Resposta: letra b

A esganadura é o único tipo de asfixia mista, sendo caracterizada fisiopatologicamente pela sobreposição, em graus variados, de fenômenos circulatórios, respiratórios e nervosos[8,9].

497) Resposta: letra c

Nas asfixias complexas, englobando os estrangulamentos e os enforcamentos, instalam-se principalmente as perturbações circulatórias. Na esganadura (asfixia mista), os fenômenos respiratórios, circulatórios e nervosos confundem-se em graus variados, ao passo que as asfixias puras se caracterizam pela presença exclusiva das alterações gasosas. É o que ocorre no confinamento, na intoxicação por monóxido de carbono, em sufocações, afogamento e obstrução respiratória por corpo estranho[8,9].

498) Resposta: letra f

Todas as alternativas estão corretas, com exceção de "e", já que as correntes contínuas não possuem freqüência, pois seus pólos permanecem constantes. No caso de correntes alternadas, os pólos trocam de sinal periodicamente, sendo a freqüência a velocidade com que tal mudança se realiza[8,11].

499) **Resposta: letra a**

Na falta de cinto de segurança, os possíveis pontos de impacto para o condutor do veículo são a fronte, o tórax, os joelhos e os pés. Pela brusca projeção do corpo da vítima abaixo do painel, é comum a produção de fratura dos joelhos e de ferimentos no dorso dos pés, principalmente do que está sobre o pedal, servindo para indicar o condutor do veículo[9].

500) **Resposta: letra a**

Embora haja controvérsias, a lesão penetrante das cavidades serosas sem comprometimento visceral, com boa evolução e recuperação adequada, constitui lesão leve, pois não há danos que incorram em perigo de vida[11].

REFERÊNCIAS BIBLIOGRÁFICAS

1. Alcântara HR. Perícia médica judicial. 2. ed. Rio de Janeiro: Guanabara Koogan, 2006.
2. Almeida JR A, Costa JR JBO. Lições de medicina legal. 13 ed. São Paulo: Companhia Editora Nacional, 1976.
3. Arbenz OG. Compêndio de medicina legal. Rio de Janeiro: Atheneu, 1983.
4. Carvalho HV *et al.* Compêndio de medicina legal. São Paulo: Saraiva, 1987.
5. Croce D, Croce JR D. Manual de medicina legal. 4. ed. São Paulo: Saraiva, 1998.
6. Croce D, Croce JR D. Medicina legal para provas e concursos. 3. ed. São Paulo: Saraiva, 1998.
7. Del-Campo ERA. Medicina legal. 3. ed. São Paulo: Saraiva, 2007.
8. Fávero F. Medicina legal. 9. ed. São Paulo: Martins, 1973. v. 1.
9. França GV. Medicina legal. 7. ed. Rio de Janeiro: Guanabara Koogan, 2004.
10. Gomes H. Medicina legal. 12. ed. Rio de Janeiro: Freitas Bastos, 1970.
11. Hercules HC. Medicina legal: texto e atlas. São Paulo: Atheneu, 2005.
12. Hollinshead WH. Livro-texto de anatomia humana. São Paulo: Harper & Row do Brasil, 1980.
13. Instrumento. In: Santos JWS. Léxico médico legal. Campinas: Julex, 1987. p. 103.
14. Maranhão OR. Curso básico de medicina legal. 8. ed. São Paulo: Malheiros, 2005.
15. Mitchell RN. Hemodynamic disorders, thromboembolic disease, and shock. In: Kumar V, Abbas AH, Fausto N. (Ed.) Robbins and Cotran pathologic basis of disease. 7. ed. Philadelphia: Elservier, 2005. cap. 4, p. 119-144.
16. Piacentino H, Bonnet EF, Pedace EA. Muerte por descarga eletrica: estudio macroscopio y microscopico del rombencefal. Zacchia, Roma, v. 8, n. 1, p. 77-95, jan./mar. 1972.
17. Punctum. In: Dicionário Houaiss da língua portuguesa. Rio de Janeiro: Objetiva, 2001. p. 2335.
18. São Paulo (Estado). Secretaria da Segurança Pública. Resolução SSP n° 194/99. Estabelece normas para coleta e exame de ma-

teriais biológicos para identificação humana. São Paulo, 1999. Disponível em: http://www.mj.gov.br/Senasp/SUSP/pericias/resolu%C3%A7%C3%A3oSSP194-09.pdf. Acesso em: 30 ago. 2007.
19. São Paulo (Estado). Secretaria da Segurança Pública. Superintendência da Polícia Técnico-Científica. Instituto Médico Legal. Normatização para coleta, armazenamento e guarda de material biológico em crimes sexuais. São Paulo, 2005.
20. São Paulo (Estado). Secretaria da Segurança Pública. Superintendência da Polícia Técnico-Científica. Núcleo de Toxicologia Forense. Amostras obtidas de cadáver (necropsia). São Paulo, [2005]. (Recomendações para coleta e encaminhamento de amostras biológicas para análise toxicológica, recebidas por correspondência em 4 de abril de 2005).
21. Silva OP. Medicina legal. Rio de Janeiro: Cambinda, 1974.
22. Teixeira WRG. Medicina legal. [S.l.], [1984]. Não publicado.
23. Vanrell JP. Manual de medicina legal: tanatologia. 2 ed. Leme: Editora de Direito, 2004.
24. Zarzuela JL. Medicina legal: perguntas e respostas para provas e concursos. São Paulo: Angelotti, 1993.

BIBLIOGRAFIA CONSULTADA

1. Bueno FS. Dicionário escolar da língua portuguesa. 11 ed. Rio de Janeiro: FENAME, 1980.
2. Cunha P, Cunha HP. Dicionário de medicina legal. Recife: Raiz, 1985.

edelbra
Impressão e Acabamento

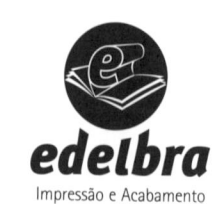

E-mail: edelbra@edelbra.com.br
Fone/Fax: (54) 3520-5000

IMPRESSO EM SISTEMA CTP